# 世界初
# からだに優しい
# 高精度がん治療

Ultimate Medical Serendipity

ピンポイント照射25年間の軌跡

がん放射線治療医
UMSオンコロジークリニック院長
植松稔

方丈社

まえがきにかえて

# 明るいがん治療の25年間

『明るいがん治療』という本を三省堂から出版したのは２００３年の9月でした。16年あまり前のことになります。その本の中核をなしたのが、私たちが、所沢市にある防衛医科大学校病院の放射線治療室でスタートさせた、ピンポイント照射とその成果でした。

私たちというのは、放射線治療医である私と、当時から今日まで一緒に仕事をしてくださっている診療放射線技師のメンバーのことです。もともと所沢市近辺にお住まいでしたが、鹿児島まで単身赴任して私との仕事を継続してくださっています。

私たちが、ピンポイント照射を開発して、肺がんの治療に成功したのが１９９４年の秋でした。世界でも初めての試みでした。そう考えると、ピンポイント照射を用いた「明るいがん治療」の歴史は25年に及ぶことになります。今回は、その25年間を振り返りながら、印象的だった患者さんの経過や、たくさんの患者さんに治療を受けていただいている乳がんの治療成績、私が個人的に考えていることなどをご紹介したいと思います。

私が放射線治療医になったのは1982年ですから、もう40年近くも昔のことになってしまいました。その当時、放射線治療の教科書に紹介されていた「放射線治療で完治が期待できるがん」は、初期の頭頸部《とうけいぶ》がんや悪性リンパ腫。そして、「ある程度進行してからでも完治が望めるもの」としては、舌がんや子宮頸がんなどが代表的でした。

当時の技術でも、皮膚がんや前立腺がんなどには、それなりに効果があげられたと思いますが、日本人にはめずらしい病気だったこともあり、ほとんど注目されていませんでした。

そして、それ以外の多くのがんでは、手術で完全に切除できた場合にのみ完治の可能性があり、それができなければ完治はありえないと、ほぼ全ての医師が考えていました。

舌がんや子宮頸がんがある程度進行していても、手術に劣らない治療成績が得られていたのは、舌がんでは、患部に放射性同位元素の針を直接刺し込む治療が可能であり、子宮頸がんでは、患部に近い子宮と膣に、同じく放射性同位元素の管を直接挿入する治療が可能だったからです。

つまり、直接、患部にだけたっぷり放射線をあてることができるなら、手術に負けないくらいの治療が可能なのですが、当時は、身体に発生するほとんどのがんに対して、そのような手立てがありませんでした。だから治らなかったのです。

放射線治療といえば、もっぱら、治らない患者さんへの姑息的ないし、気休め的な使われ方をしていました。

約40年後の現在、完治の可能性が外科切除と同等で、患者さんの負担はより少ないであろうと認識されているがんの放射線治療は、教科書で紹介されるものも少し増えています。新たに放射線治療に期待が高まったのは、抗がん剤を併用する形での、早期から中期までの食道がんや頭頸部がん。早期であれば放射線単独でも十分な治療ができるものとして、肺がんや肝臓がん。最近増えている前立腺がんでも、放射線治療を選ぶ患者さんが増えており、治療成績も手術に引けをとりません。

また、放射線で治しているわけではなく、あくまでも手術のお手伝いになりますが、乳がんでは、温存手術や全摘手術後に放射線治療を追加すると再発・転移が減ることから、これも世界中に普及しました。

このうち、手前みそと思われるかもしれませんが、肺がんや肝臓がんの放射線治療成績を飛躍的に向上させたのは、私たちが確立して世に広めた、ピンポイント照射の技術だと思っています。

そもそもピンポイントで放射線をあてるという治療技術は、放射線治療医ではなく脳外科医がパイオニアです。スウェーデン・カロリンスカ大学の脳神経外科、故ラース・レクセル教授が「ガンマナイフ」という機械を考案して実行可能にしました。現在も世界中に広く普及しています。ただ、ガンマナイフは脳以外の部位には全く応用することができず、その後、放射線治療医によって開発された後発装置も、脳の病巣をターゲットにしたものばかりでした。

しかし、このガンマナイフのようなピンポイントの大量照射は、脳転移を抑え込む力がとても強く、従来の広くうすくあてる放射線治療とは比較にならないほどの効果を上げました。

もともと、脳転移の原因となるのは肺がんが圧倒的に多いので、肺がんの原発巣に対しても、ピンポイントで大量の放射線を照射できれば、手術に負けないほどの効果が得られることは容易に想像ができます。

しかし、病巣が定位置にとどまる脳転移と比べて、肺がんは呼吸などのために位置が定まらないため、世界の誰も、肺がんのピンポイント照射を成功させていませんでした。高度で正確な技術や、それを支える精密な機器が存在しなかったのです。

そこで防衛医大時代の私たちは、放射線治療室に、ＣＴ装置とＸ線透視装置を組み合わせて設置し、ゆっくりと時間をかけてＣＴを撮影して照射範囲を決めました。そうして、呼吸によるがんの移動範囲を照射野に完全に収め込むことで、動いていても狙いを外さない治療を世界で初めて成功させたのです。そのおかげで、放射線をたっぷりと病巣（腫《しゅ》瘍《よう》）に集中させることができました。従来の放射線治療と比べて、平均して少なくとも2倍以上の強度の治療を行ったので、ほとんどの肺がんを消失させることに成功しました。

この新しい治療法については、１９９８年に米国の『Ｃａｎｃｅｒ』という医学誌に論文を発表しました。そして、その論文を引用する形で、2001年には『CANCER』という、世界的ながんの教科書に私たちの仕事が紹介されました。

同じ2001年に、「早期肺がんに対する5年間の治療成績が、従来の肺がん手術に劣らない」という内容を、米国放射線腫瘍学会誌にも論文発表し、それが根拠となって、この肺がんのピンポイント照射は、わが国でも厚生労働省の保険診療の一つに加えられました。

その後も、私たちは、肺がんにとどまらず、肝臓がん、乳がん、前立腺がん、脳腫瘍など様々ながんにこの治療を適応し続けて25年間を過ごしてきたわけです。さらに、早期がんに限らず、リンパ節転移や骨転移、肝転移、肺転移など、姑息的な治療の適応にしかならないとされてきた進行がん、転移がんにも、この治療を応用し続けています。

2006年に鹿児島に拠点を移してからは、治療の精度をさらに高めました。CTは病巣の動きをリアルタイムで把握できる4次元CTを採用し、呼吸によって移動してしまう病巣に対応するための「呼吸追跡照射装置」を開発し、座標軸がぶれない水平移動式の特殊な治療用ベッドを制作してもらいました。

４次元ＣＴの本体がレールに乗って移動するので、患者さんの体位はベッド上で完全に維持されたまま、最初から最後まで正確に治療することができるのです。

また、この治療をより精度よく実行するには、機械ばかりでなく、これを扱う診療放射線技師の高度な技術も要しますが、25年来の所沢時代からの技師さんたちが鹿児島で一緒に働いてくれています。彼らの技術と能力なしではとても実行できない治療であろうと考えています。

目次

## 第1章　がんを知る



## 第2章　「再発」と「転移」

# 第3章 ガイドラインやエビデンスのからくり

# 第4章　私たちの治療方針



# 第5章　ピンポイント照射の治療成績
## ——乳がんを例にして

特別対談

# 01

# 樹木希林さんとの思い出

## 病気や治療を、いかにありがたいことと捉えるか

内田也哉子さん（長女）×植松稔

## 樹木希林さんの乳がん闘病歴と出演映画作品

| 年月 | 治療経過 | 映画タイトル（公開月） |
|---|---|---|
| | 右の乳腺には10年前から「しこり」を自覚していた | |
| 2004年 10月 | **右乳がんと診断** T1N0M0 ステージ1 | 半落ち（1月）／ほたるの星（3月）<br>下妻物語（5月）／IZO（8月） |
| 2005年 1月 | 乳房全摘手術<br>右乳輪直下の1.7センチの腫瘍 浸潤性乳管がん<br>リンパ節 21個中11個に転移あり<br>ホルモンレセプター陽性 HER2陰性<br>ホルモン療法を勧められるも内服せず | |
| 2006年 6月 | PET-CT検査 異常なし | チェケラッチョ!!（4月）<br>ブレイブ ストーリー〈アニメ〉（7月）<br>赤い鯨と白い蛇（11月） |
| 2007年 11月 | 超音波検査で手術創の付近の皮下に<br>5カ所のリンパ節転移発見 | 東京タワー～オカンとボクと、<br>時々、オトン～（4月）<br>サイドカーに犬（6月） |
| 2008年 4月<br>5月<br>9月 | 超音波検査でリンパ節転移増大<br>ホルモン剤の内服を開始 2カ月ほどで中止<br>**UMSオンコロジークリニック受診**<br>CTで確認可能な2カ所にピンポイント照射（計2カ所）<br>PET-CT検査 異常なし | 歩いても 歩いても（6月）<br>Theショートフィルムズ<br>みんな、はじめはコドモだった（12月） |
| 2009年 5月<br>11月 | PET-CT検査 異常なし<br>PET-CT検査 異常なし | |
| 2010年 5月<br>9月<br>9・10月 | PET-CT検査 多発転移発見 肋骨 副腎 リンパ節<br>PET-CT検査 多発転移進行 肋骨 腰椎 副腎 リンパ節<br>右記の所見すべてに対して11カ所にピンポイント照射（計13カ所） | 借りぐらしのアリエッティ〈アニメ〉（7月）<br>悪人（9月）<br>ゴースト もういちど抱きしめたい（11月） |

| | | |
|---|---|---|
| 2011年 1月<br>5月<br>12月 | PET-CT検査　異常なし<br>PET-CT検査　異常なし<br>PET-CT検査　異常なし | 大木家のたのしい旅行 新婚地獄篇(5月)<br>奇跡(6月)／朱花(はねづ)の月(9月) |
| 2012年 9月 | PET-CT検査　異常なし | ほかいびと 伊那の井月〈語り〉(3月)<br>わが母の記(4月)／ツナグ(10月) |
| 2013年 11月 | PET-CT検査　副腎転移<br>ピンポイント照射2カ所(計15カ所) | 約束 名張毒ぶどう酒事件<br>死刑囚の生涯(2月)<br>そして父になる(9月) |
| 2014年 10月 | PET-CT検査　異常なし | 神宮希林 わたしの神様(4月)<br>うまれるずっと、いっしょ。〈ナレーション〉(11月) |
| 2015年 6月 | PET-CT検査　明らかな異常はなし、肺に転移か? | 駆込み女と駆出し男(5月)<br>あん(5月)／海街diary(6月) |
| 2016年 1月<br>2月<br>2-4月<br>11月 | PET-CT検査 多発転移 肺 肋骨 リンパ節 副腎<br>PET-CT検査 多発転移進行 肺 肋骨 肩甲骨 リンパ節<br>右記のすべてに対してピンポイント照射13カ所(計28カ所)<br>PET-CT検査 右記所見の消失<br>新たな骨転移 胸椎 腰椎 腸骨 | 海よりもまだ深く(5月) |
| 2017年 1月 | 右記の骨転移にピンポイント照射3カ所(計31カ所) | 人生フルーツ〈ナレーション〉(1月) |
| 2018年 3月<br>8月<br>9月 | PET-CT検査<br>全身のほとんどの骨 肺 肝 副腎 リンパ節に転移拡大<br>ホルモン療法の再開を拒否<br>大腿骨骨折<br>永眠 | モリのいる場所(5月)<br>万引き家族(6月)<br>日日是好日(10月) |
| 2019年 | | エリカ38(6月)<br>命みじかし、恋せよ乙女(8月)<br>〝樹木希林〟を生きる(10月) |

樹木希林さんは、2005年に都内の病院で乳がんとリンパ節の摘出手術を受けられたあと、2008年に新たなリンパ節への転移が見つかり、植松医師を訪ねました。そこから約10年にわたり、鹿児島のUMSオンコロジークリニックで、放射線の4次元ピンポイント照射を受けたあと、最後はご自身で無治療を選択されました。乳がんを患った後も、たくさんの映画に出演されるなど、大変ご活躍されました。

## なんとかして他の方法を

**植松**　也哉子さんと初めてお話ししたのは、実は、希林さんの病気のことについてではなかったんですよね。也哉子さんがお世話になっている方に、ちょっと珍しいフィローデス(乳腺の葉状腫瘍《ようじょうしゅよう》)という病気が見つかって、ご相談いただいた時でした。これは、乳がんではないんですが、手術で全摘出しても再発することが多い、ちょっと〝タチの悪い良性腫瘍〟なんです。それが左側の乳房の半分以上の大きさになってしまったんです。良性腫瘍だから臓器に転移はしないし、命に別状はないんですが、処置に困るんですよね。

その方は、希林さんから僕らの治療のことを聞いていて、ご自分では鹿児島で治療すると決めていたようなのですが、周りの外科医たちの猛反対があったそうです。有名な方たちによくあるのですが、以前から懇意にしているお医者さんが大勢いて、病気のことについて相談すると、みんな標準治療を勧めるわけです。もちろん善意からのお気持ちで。それで、「放射線なんかで治るわけがない。絶対にやめさせなさい」と言われて、也哉子さんが僕に相談してくださいましたね。


**内田**　はい。先生と初めてお話ししたのはその時でした。

あの時、彼女は人生初の大病を患って、すごく落ち込んでいて、どうしたらいいか分からない……となってしまいました。それでうちに来た時に、みんなでご飯を食べながら、母に病気のことを話したら「それは絶対植松先生に聞いたほうがいい、がんじゃないにしても、腫瘍なんだったら、まずセカンドオピニオンで先生にお伺いしたほうがいい」と言ったんです。

母自身は手術で乳房を切ったわけですが、その後の不自由さを身をもって経験していま す。だから、人が手術をすると言うと、「できるだけ手術は避けたほうがいい。なんとかして他の方法を」と考えていました。

切らずに放射線だけで治す植松先生の治療は、目からうろこだったそうなんです。身体をがんじがらめにされるわけでもなく、短時間で受けられるストレスフリーな治療のスタイルにも本当に感銘を受けていました。

それで彼女にも先生の治療を紹介したんです。その時は母に代わって私から先生にお電話して相談させていただきました。

**植松**　僕も、放射線治療を受けてもらえば絶対に治ります、と保証できるわけではないんですが、ご本人が僕の治療を受けたいと思ってくださったので、力になれればと思い、お引き受けして鹿児島まで来ていただきました。

治療からもう6年以上になりますが、全く再発していませんね。

**内田**　そうですね。彼女も本当に喜んでいます。

**植松**　その後、お母様の病気について、初めて也哉子さんとお話ししたのは、映画『あん』が公開された頃だったと思います。希林さんは、春になるとぜんそくがでて咳がひどくて、その様子を見たクリニックのスタッフが、それをがんの症状だと勘違いして、僕から詳しく病状を聞いてくださいと也哉子さんに連絡をしたんです。

その時は、希林さんの乳がん自体は、それまでの7年くらいとそんなに変わらない状態だったので、ちょっと顔を出してきては放射線で消すということを繰り返しながら治療していました。だから僕からは「昔と比べて特に病気が悪くなっているわけではありませんよ」と、PETの画像をお見せしながら伝えました。これが1回目。

それから数年後、いよいよ希林さんのがんがここまで進んでしまったかという時にご本人に「もう放射線治療ではどうしようもありません」とお話ししたら、「じゃあ娘も連れてきますから、娘にも同じ話をしてやってください」とおっしゃって、一緒に僕のところへ来てくださいましたね。也哉子さんに希林さんの病気の話をしたのは、その2回だけでしたね。

## カレンダーの裏の「内田啓子65歳」

**植松**　今日の対談のために希林さんのカルテをまとめていたら、とても貴重なものがでてきました。11年前の2008年4月に、希林さんが内田啓子という本名で、初めて僕に送ってくださった手紙です。

**内田**　手紙が来たんですか？　これ、カレンダーですね？

**植松**　カレンダーの裏ですか。

**内田**　母はとにかくものを最後まで使いきる人で、カレンダーとか企画書の裏とか、白い紙は全部、断裁機できれいに切ってメモ用紙として置いておくんです。だからこの手紙もそれに書いたんですね。

**植松**　僕がこの前の年に、がん治療についての講演を頼まれて、都内のホテルで話をしたことがあったんです。その話を聞いてくれたあるクリニックの医師が、僕の本をクリニックに置いてくれて、希林さんがそれを読んで僕の治療に興味を持ち、手紙を書いてくださったんです。

その時、その医師が、「植松先生のところに行くんだったら、紹介状を書きますよ」と言ったんだけど、希林さんは、「それは困る、やめてくれ」とおっしゃったそうです。

**内田**　母はきっと、まっさらな自分で会いたかったんでしょうね。

**植松**　そうだと思います。それで、初めて届いた手紙には、「内田啓子65歳」とだけ書いてあって、樹木希林なんて一言も書いていないわけです。だから、僕も希林さんのお顔を見るまでは、内田啓子さんという、初めてお目にかかる人だと思っていました。

カレンダーの裏に診察依頼を書いてきた人というのも、今までお目にかかったことがなかったので、どういう人なんだろうと。

**内田**　ドキドキしますよね。

**植松**　「はい、こんにちは」といらっしゃった時に、そこで初めて「ああ、希林さんだったのか」となりました。

**内田**　母はもともと、自分のことに関しては秘密主義というか、わざわざ言う必要もないという感じでした。再発してからも、自分の感情や悩んでいること、あるいは父のことなど、そういう個人的な思いはほとんど聞いたことがないんです。だから、病気のこともしかりで、最初に乳がんがわかった時も、「もう10年前からあったのよね、しこりが」と言っていました。

「なぜそんな大事なことを言わなかったの？」と聞くと、「だって言ったってしょうがないじゃない。あなたもまだ子どもだったし、ここで手術してまたバタバタバタッと対処するのも嫌だから、見て見ぬふりして、どこまで行けるかっていうので10年きたのよ」と。

その時にはすでにステージ4になっていて、リンパ節にも転移していたんです。それで、いよいよこれはまずいということで、その時は特にリサーチもせずに、簡単に手術してしまいました。まわりにも、がんは切るものだ、という発想がまだその当時は多かったみたいで。でも「その後の不自由さは本当に大変だった」と言っていました。これまで愚痴は一度も聞いたことはないんですが、聞けば「そりゃ大変よ」と。

だから、切らずにがんを消す先生の治療に出会って興味を持ったんでしょうね。

誰にも相談はせず、自分で決めて先生に会いに行ったんだと思います。

**植松**　そのあたりも、あの当時からすでに、ご自分のやり方というものを貫いていらっしゃいましたね。

## 母の乳がんはステージ1だった？

**植松**　ところで、今の也哉子さんのお話で、医学的にひとつ訂正すると、希林さんは2005年に都内の病院で乳がんを手術する時点では、まだステージ1だったんです。

**内田**　えっ。

**植松**　10年放っておいたのかもしれませんが、しこりは2センチ以下でした。だけど、手術してリンパ節を21カ所取ったら、そのうちの11個にがんが見つかったんです。それで、今のいわゆる標準治療では、こんなにたくさんリンパ節転移があったら、抗がん剤をやらなくてはいけない、ということになるんですけど、それはご本人が絶対嫌だとおっしゃったそうです。

希林さんの乳がんはホルモン剤が効くタイプだったので、病院から、「それならホルモン剤くらいはせめて飲んでください」と渡されたそうですが、それもその時は飲まなかったようです。

**内田**　このカルテを見ると、鹿児島に行く直前の2008年4月からようやく飲み始めたようですね。

**植松**　飲み始めたんですけど、5月に鹿児島でお会いした頃には、もう飲むのをやめていたようでした。

**内田**　母の乳がんは、ステージ1だったのが、手術してみたらそれだけリンパ節に転移していたということですか？

**植松**　そういうことです。

**内田**　だから、ステージ4と言われたんですか？

**植松**　いや、手術をした病院では、たぶんステージ4とは言われていないと思います。今はリンパ節転移がたくさんある患者さんには、乳がんのお医者さんたちは、「これだけリンパ節転移があれば、いずれ必ずステージ4になります。ステージ4と思って治療したほうがいいですよ」と説明をしてしまうことがよくあるんです。骨とか肺とか肝臓とか、そういう別の臓器に転移がなければ、乳がんではステージ4にはなりません。乳腺の近くのリンパ節転移だけならステージ3までなんです。

**内田**　母は乳がんとリンパ節転移でステージは3だったということですか？

**植松**　それも手術後の検査で最終的にステージ2ないし3なんですけど、手術する前はリンパ節転移もまだ小さかったので……。

**内田**　まだステージ1だった？

**植松**　そうなんです。1・7センチのがんだったんです。

**内田**　それは小さいほうなんですか？　それとも普通？

**植松**　2センチ以下というのが一番小さい、T1という段階です。

だから希林さんは、手術してみたら、がん自体は小さかったんですけど、リンパ節転移がたくさんあったので「いずれはステージ4になると思いますよ」と言われたんだと思います。それでステージ4というのが頭に残っていたのかな。そういう説明を受けている乳がんの患者さんは、今とても多いです。

**内田**　なるほど……。それが2005年。

**植松**　そうですね。2005年1月に最初の病院で手術をしたら、そういうことになっていたようです。

そのあと、リンパ節に新たな転移が出た2008年5月に、初めて僕のところにおみえになって、そこから6月にかけて放射線治療を受けてもらいました。

**内田**　それは初めの手術から3年後ですね。

**植松**　そうです。そのときも、初めは手術した東京の病院で超音波検査を受けられて、リンパ節に新たながんの転移が5カ所見つかっていたんです。大きいのは1センチを超えていて、あとは数ミリという報告でした。

でも、僕のところであらためてCTを撮ってみたら、大きいものでも5~6ミリだったんです。希林さんも、一応1~2カ月くらいはホルモン剤を飲んでいらっしゃったので、それが効いて少し小さくなっていたんだと思います。

3～4ミリと報告を受けていたものも、1～2ミリくらいの、CTでどこなのかはっきりわからないくらいになっていました。だから、病院で5カ所指摘されて、ご本人も「5カ所あるんです」と言って来られたんですが、僕のところで検査したら、はっきりわかるがんは、最初の時には2カ所しかありませんでした。それで、「いま見えているがんだけは治療しますけど、残りの3カ所は、小さすぎて違うところをあててしまうといけないからやめておきましょう」という説明をしました。

**内田**　それが先生のところで受けた最初の治療だったんですね。

**植松**　超音波の検査で「リンパ節が腫れています」というお話は少し前から出ていたみたいなんですけど、結局受診されるまでには時間があったようです。やはり、転移が大きくなったので、僕に相談してくださったんですね。

**内田**　母は、症状が自分で感じられるようになっても、すぐに動かないんです。まずそこで「さあ、どうするか」と自問自答するんです。別に仕事が大優先という人でもないので、それはたぶん、「本当に自分は治療を受けたほうがいいのか」「今の生活をガラッと変えてまで、生きようとすることはどうなのか」という、もう少し精神的なものだったと思うんですけど。その部分で人に相談したり、頼ることはしませんでした。

覚悟が決まってからはすごく早いんですが、それまでは、検査に行くのもちょっと待っておこうとするので「どうして早く行かないの？」と娘としてはやきもきしていました。

## 「がんが出ては放射線で消すということの繰り返し」

**植松**　希林さんは、初めて僕のクリニックにいらっしゃったとき、ＰＥＴは嫌だとおっしゃっていたんです。「何か見つかっちゃうと嫌だから、ＰＥＴはいいわ」と。

**内田**　ＰＥＴをしないと、治療するのにも、どこにがんがあるかわからないですよね？

**植松**　その時は「リンパ節転移だけお願いします」ということでしたので、ＣＴ検査だけで治療しました。それで僕も「身体のどこかにがんが隠れているかもしれませんが、それはＰＥＴをやらないとわからないです」というお話をしたんですけど……。

**内田**　逆にそこで見つかってしまうのは、ちょっと嫌だなということだったんですね。そこからまた病気や治療のことで煩わされるのが嫌だったのかもしれません。

あと、あまり小さいがんは取らなくていい、自然と消える場合もあるはず、と思い込んでいるところもありました。

**植松**　でも、その年の9月にはＰＥＴを受けてくださったんです。そのときは、「今のところＰＥＴでは写るものは何もありません」というお話をしました。

でも、その翌々年に撮ったＰＥＴで、肋骨や背骨や副腎に、新たな転移が見つかってしまいました。さらに、最初の治療のときには、ホルモン剤でいったん小さくなってＣＴでは分からなくなっていたリンパ節も、また大きくなっていたので、それらをすべてピンポイント照射で治療しました。

**内田**　それは、先生のところに初めて来てから3年目のことですか？

**植松**　はい、２０１０年のことです。このときに11カ所ぐらい治療しています。それで、しばらくよかったんですが……またがんができてきてしまって、次にうちで放射線治療をしているのは、２０１３年の11月です。

**内田**　また3年あくんですね。

**植松**　がんがでては放射線で消すということの繰り返しでしたね。

**内田**　あまりにもたくさん患者さんがいらっしゃるから、平均化はできないんでしょうけど、こういう出方もあるにはあるんですか？

**植松**　がんの患者さんは本当に様々で、半年や1年のうちに、「ちょっと放射線ではどうにもならない」という状態になってしまうくらい進行の速い人もいますし、検査をすると時々チョロチョロッとがんが顔を出してくる方もいます。そういう方は「放射線治療で十分に間に合う」場合が多いです。

希林さんも、お亡くなりになる2年前に検査を受けた頃までは、放射線で間に合うな、という転移の出方だったので、亡くなられる前年の2017年1月にも、鹿児島に来ていただいて、10日間ぐらい治療を受けていただきました。これが最後の治療になりました。

実は、その年は希林さんのお仕事がとても忙しかったので、まだ治療の途中でしたが、一度東京に帰ることになったんです。「今年は約束した仕事がたくさんあるので……ちょっとまだ途中かもしれないけど、いったん帰りますね」ということでした。

僕は「もうちょっとやりたいので、また来てくださいね」とお話をしたのですが、「はい、また来ます。しばらく仕事をしてきます」とおっしゃって。鹿児島ではそこで一旦お別れして、その次来てくださったのは、1年2カ月後でした。それが最後のPET検査になりましたね。2018年3月のことです。

でも、そのときにはもう、がんが全身の骨という骨、さらに様々な臓器にも広がってしまっていました。

**内田**　そうでしたね。だから、転んだわけではないのに大腿骨が折れて。でも、それは「不思議と痛くない」と言っていました。

**植松**　全然痛くないということはないと思いますが……。

**内田**　我慢できる痛みだったのでしょうか？

**植松**　骨転移というのは、ものすごく痛くて麻薬系の痛み止めを使わないとどうにもならない人もいらっしゃいますし、身体中の骨に転移していても「別に痛くないです」と言う人もいらっしゃいます。本当にがんという病気は、人によって症状は全く違うんです。

## 治療を手放す

**植松**　最後のＰＥＴ検査は、「もう放射線ではやりようがありません」という状況でしたので、少しでもがんに効けばと思い、僕からも希林さんに飲み薬のホルモン剤をいろいろと自宅にお送りしたんですが、電話で「どうしていますか？」とお伺いしたら、「ホルモン剤を使わないで様子を見ます」とおっしゃっていました。

結局、僕のところでは最終的に31カ所ほど転移病巣に対して治療しましたが、その後は、お亡くなりになるまで無治療の状態で過ごされましたね。

今振り返ってみると、希林さんは最後まで、治療に関しても、自分でこうすると決めたことに、本当に正直に生きられたなと思います。常に自分の身体と対話していらっしゃったという印象です。


**内田**　私は家族でありながら、母の治療のことは何も知らなくて。

そのくらい母は自分のことは全部自分でやっていて、私が身体のことや治療のことを聞いても「放っておいてよ」が口癖で、「まあまあ、勝手にやらせてよ」という感じでした。

自分で納得しなければ、私がどうこう言っても仕方がない。とにかく母とはそういう距離感でずっときたので、折に触れ聞いてはいましたけど、母が受けていた治療がどういうものなのかも私はよくわからないまま、母の最期を迎えたという感じです。

ただ、これもとても母らしいなと思うんですが、放射線で時間をかけて丁寧に30カ所以上も治療していただいたり、少しでもよくなるようにとホルモン剤を飲んだりすることに対して、もうこれ以上、治療に欲を出して生き延びようとすることがおこがましいと思うようになっていたようなんです。

ホルモン剤を飲んだら気持ち悪くなってしまったり、肺に放射線をあてた影響で肋骨の一部にひびが入ったり、そういう身体の変化が起きたときに、これ以上自分の身体に「治療」を施すことに対して違和感もあったようです。

自分の理想的な生き方を望む中で、「最後まで自分らしくいるためには、もうここらへんで全ての治療を手放したほうがいいんじゃないか」と思っているんだなというのを感じました。

だから、最後はもう治療に積極的にはなれず、鹿児島へもしばらく行かなくなったと夫が母から聞いていたようです。そこには、あきらめも含めてなんでしょうが、もうこれで納得がいったというような母の強い信念も感じました。

ここまで治療していただいて、そして、最初のがんの手術からこんなに長い間生きられたということや、がんの痛みが少なかったことへの感謝も大きかったようです。「こんなにありがたいことはない」というのが口癖でしたから。人生に起こるすべてのことにおいて、無駄なものはない、何でもよかったことにしたいという性格で、失敗したら、それをどうよかったことにするかという考え方をしていました。だから病気に対しても、これをいかにありがたいことと捉えるか、そう考えていたんだと思います。

その上で、もちろん身体のあちこちに多少の不自由はあるんですが、それで仮に命が短くなったとして、もう薬を飲むのはやめて気持ちよく、それこそクオリティーオブライフを確保して納得して死にたい、ということもはっきりと言っていました。

だから、本当に最後まで私の出る幕はなく、母は自分の人生を常に自分で選択して全うしたなという感じです。

## 「自分が求める治療を自分で見つけることが大切」

**植松**　希林さんからいろいろな方を紹介していただいた中で、最初の頃に紹介していただいたお一人が筑紫哲也さんでした。
それまで、希林さんと筑紫さんは直接面識はなかったようですが、ある日、「筑紫さんをちょっと見かけたら、全然元気なさそうに見えちゃって……あちこち転移してるみたいですけど、先生、何とかなりますかね」と相談されたことがあったんです。

そのときは、「現状どうなっているかを拝見しないとわからないです」とお伝えしたんですが、その後、筑紫さんご本人から電話をいただいて、鹿児島で4カ月かけて治療を受けていただきました。

それ以外でも、加藤治子さんや希林さんの義理のお姉さんもご紹介していただきましたね。お2人とも乳がんのステージ2でしたが、加藤さんもお亡くなりになるまで再発・転移はありませんでしたし、お姉さんもぶり返していません。もう9年ほど経っています。

**内田**　本当にがんがよくなってしまったから、母が「義理のお姉さんも、あんまり簡単に治していただいちゃったから、『私、がんじゃなかったんじゃないかしら』なんて、とんでもないことを言うのよ、まったく」と嘆いていました。

加藤さんに関しても、「私、今はまだ死にたくないのよ」と言うから、母が一生懸命先生のところに連れて行ったようなんです。ほんとうに大切な親友でしたから、母も助けたい一心だったんでしょうね。でも、「治っちゃったら『私、いつ死ねるのかしら』と絶望されて文句言われたから、もういいわ」と言っていました。

母は最初のうちは、がんになった知り合いに「絶対この治療がいいよ」と先生の治療を勧めていたんです。自分の経験を経て、大切な人にも、できるだけ身体に負担の少ない治療をしてほしいと思って。でもそんなふうに、自分が感じた治療への感謝を、同じように感じる人ばかりではないと気づかされ、人はそれぞれの考え方で生きていて、求める治療もそれぞれなんだということに思い至ったようです。だから、自分がいいと思った治療でも、人に勧めるということにはどんどん慎重になっていきました。

最後は、自分の治療のことを聞かれても、できるだけその相手とよく話し合うようにして、「本当にこの人にはこの治療が必要なのか？」と見極めていたようです。

そして、「必要な人は自ら必ずこの治療にたどり着く」と考えるようになったそうです。「たどり着いて治療が成功する人は、この治療と出会えたことを人生の大きな意味にできる人」なんだと。そして、自分が求める治療は自分で見つけることが大切なんだと。だから、ちょっとやそっとでは、自分から治療のことを話したり、勧めたりはしなくなりました。

**植松**　せっかく患者さんを連れてきてくださっても、その患者さんが僕の治療に対して「いやーそういうのは……。やっぱり標準治療で行きます」ということも何度かありましたね。もちろん、うちに来ていただいたからといって、みなさんよくなるわけではありませんし、全くお力添えできない、お役に立てないということもあります。

希林さんは、そういうことをいろいろ経験されるうちに、自分が受けたがんの治療は、選択肢のひとつとして教えるくらいがよくて、人に勧めるものではなく、結局は自分で選ぶものなんだな、と実感されたんだと思います。

**内田**　そうですね。だから逆に、それまで人のために使っていたエネルギーを、今度は自分のために温存しながら、あまり「あれ大丈夫？　これ大丈夫？」と気ぜわしくしないで、すごく穏やかに暮らせるようになったと言っていました。

## 「本物は広まらないのです」

**内田**　ところで、この、放射線の4次元ピンポイント照射という治療は先生が発明されたんですよね？

**植松**　考え出したというのではなくて、技師さんたちと一緒に毎日治療しているうちに、自然と改良を重ねながら、今の治療になりました。

**内田**　先生が、この、世界でも唯一無二の技術と考え方を築き上げていらっしゃったんですが、これをうまく継承していく人を今後どうしたものかと、母がとても悩んでいた時期があるんです。

先生や技師さんたちの技術と治療成果を、母は身をもって感じていましたから、一人では無力なんですが、何とかして世の中のためにこの治療をもっと広められないかと、思い悩んでいるところがありました。

でも、これも母らしい考え方なんですけど、逆にこの治療が広まりすぎてしまうと、高度な技術のおかげで、こんなに身体にストレスなくがんが取れて、不安もないまま生きられているのに、みんながそのありがたみを感じられなくなってしまうのではないかと、心配もしていたようです。

自分も含めてですが、人間なんて困った時は藁をもつかんで、のど元過ぎれば「ああ、なんだかそんなこともあったわね」というのが基本的なサイクルなんですけどね。

母は、芯はとても真面目な人なので、こういう治療に出会えた喜びと奇跡みたいなものを、アプリシエイト（感謝）してくれないと、以前は本当にがっかりしていたんです。

でも、やはり人にはそれぞれの考え方や捉え方があると学んだので、それならば、やはりこの治療は鹿児島にあって、本気で受けたいと思った人だけが、時間を割いて行かなければ出会えない治療であってよいのではないかと思うようになったそうです。

同じような技術とノウハウを持ったお医者さんが、ほかにもたくさんいたらどんなにいいだろうとも思っていたんですが、最後にはそれも違うと。母の勝手な解釈ではありますが、クリニックは鹿児島にあって、先生はとても忙しくてなかなか会えない。そういう貴重な治療との出会いを、大切にしていかなくてはいけないという結論になったようです。

もちろん、人間は誰しも平等に病を治す権利があって然りと思う反面、母の場合はもう少し、大きく人の「生き様」みたいな部分で、誰も避けることのできない「病」と向き合いたいという志のようなものがあったんだと思います。

**植松**　僕も、希林さんに「わざわざ鹿児島まで行くのだから、この治療のありがたみは、わかる人にはちゃんとわかります。東京で仕事をしながら先生の治療で簡単にがんを治せてしまうと、たぶんほとんどの人にはありがたみが残らないから、東京でやっては駄目ですよ」と何度か言われたことがあります。

僕の治療のことを、そういうふうに思っていただけたのは、すごくありがたいことだと思いました。

**内田**　この治療を手ごろなものにしないということですよね。

ただ私個人的には、やはりこれほどの治療は、もっと世界中の人がその恩恵を受けられるように願いますけれど。

**植松**　この治療は、僕一人ではできなくて、技術も人間性も素晴らしい技師さんやスタッフと一緒だからできているんです。

2014年に、鹿児島でクリニックの独立記念パーティーを開いたことがあって、その時、希林さんがスピーチで「偽物というのは世の中にすぐ広まるんですけど、この人たちのやっていることは本物だから、本物は広まらないんですよ」とおっしゃってくださったことがあって、それもすごくありがたいなと思いました。

今でもこの言葉は僕たちの励みになっています。

**内田**　母らしい言葉ですね。

そういえば母は鹿児島での治療中、自由な時間はたっぷりあるんですが、先生たち以外は知り合いがチラホラしかいないので、「この映画を見てみようかしら」とか、「観覧車まで乗っちゃったわよ」とか、「温泉入ってみたよ」とか言っていました。

普段から一石二鳥も三鳥も考えてあれもこれもと動く人だから、そんな、思いもよらない〝間〟みたいなものが、東京にいたら味わえなかったと思う、とも。鹿児島では、そんな楽しさも見つけていたようです。

**植松**　それはよかったです。治療で鹿児島に来ると、そうやって、久しぶりに自分の時間を過ごしましたという方は多いです。

## 「心の扉が開いた瞬間」

**植松**　初めは希林さんが僕のことを試しているところがありました。どういう人間なんだろう、この医者に自分の身体を任せていいのかな、と。

実は希林さんは肺の中に動静脈瘤《どうじょうみゃくりゅう》という生まれつきの病気があったんです。

**内田**　それは知らなかったです。

**植松**　別に症状も全くないんですけど、鹿児島でリンパ節転移の治療をする時に、CT検査で肺の中に何か変わったものが見えたんです。乳がんだし、リンパ節転移がたくさんあったので、肺まで転移してるのかなと初めは思ったんですけど、でも、これは肺の転移とは形が違うなと思い、「肺の中にがんではないものが見えるんですが、何か言われたことありませんか？　転移には見えないんですけど」とお伝えしたんです。そしたら希林さんの中で「あ、ちゃんとわかってるわね、この人」となったようなんです。そのあたりからだんだん……。

**内田**　母の心の扉が開いたのでしょうか？

**植松**　そこで少し信用していただけたかなとは思います。

あと、最初の治療の時に「小さくなっていて見えないがんは、今回は治療できません」ということや、「転移が5個あると聞いていますが、今回治療できるのは2個だけです」ということも正直に伝えたので、そういう中でまただんだん信用してくださって、「食事に行きましょう」とクリニックのスタッフ全員を誘ってくださったり、そのうち本当に2人でお酒を飲んだりするようにもなりました。

**内田**　鹿児島で、ですよね。

**植松**　僕が東京にいる時は、内田裕也さんの男性のアシスタントの方も一緒に。

**内田**　そんなこともあったんですね。

**植松**　希林さんは、とても人としての魅力があって、僕の治療についていろいろなかたちで応援してくださることも多かったので、少しずつ人生の先輩というか、お友だち付き合いをさせていただいた、数少ない患者さんのお一人なんです。それがとても嬉しかったです。

**内田** 私もそんなふうには感じていました。母は先生のことを、人としてとても面白がっていると言ったら失礼かもしれませんが、そういう側面は折に触れ感じていましたので。

**植松** 僕も鹿児島と東京を行ったり来たりしているので、希林さんが鹿児島で治療を受けたあとに、何度か同じ飛行機で一緒に帰ったこともあるんです。

希林さんが、ちょうど『あん』の映画を撮る少し前くらいのことですが、その頃ちょうど、『ゲーテ』という月刊誌が空港のラウンジに置いてあって、待ち時間に時々読んでいたんです。そこにドリアン助川さんが「ゲーテのコトバ」というコラムを連載していて、この人は素敵な面白い人だな、知り合いになりたいなと思っていました。ちょうどその時ラウンジに一緒にいた希林さんに、「最近この人がとても気になっているんです」と言ったら、まさにそのドリアン助川さんが『あん』の原作者だったんです。それで希林さんが「あら、私、この人の本で今度映画撮ることになってるの」とおっしゃっていました。

**内田** すごい奇遇ですね。

**植松** 何かご縁はあったんだろうなと思います。

あとは、希林さんと一緒にザ・タイガースのコンサートも観に行きましたよ。

**内田**　そうなんですか？　何も知らないです。

**植松**　タイガースが1カ月だけオリジナルメンバーで復活して、その時一緒に武道館に行きました。

そういうところも、希林さんとはちょっと気が合ったのかもしれません。

## 「母が大切にしていた、ほんの小さな一筋の光」

**内田**　母は父について、「いつもはほとんどカオスに包まれているんだけど、その中にほんの小さな一筋の光があるのよ」と言っていました。だから先生の中にも、治療に対する純真さ、ピュアさというものを感じて、賛同していたのかもしれません。

**植松**　僕もそのお話は、鹿児島で希林さんから聞いたことがあります。「内田裕也っていうのはとんでもない人間なんだけど、中に一筋ピュアなものがあるんです。私はそれだけあれば十分なんです」って。

**内田**　母は自分だけにわかる父の本質をずっと大切にしていたんだと思います。だから二人とも亡くなってしまった今、私は、母が父を連れて行ったと思うんです。

あるとき母が「このままだと、私のほうが先に逝ってしまいそうだけど」と言うので、「お父さんのことはどうしたらいいの？」と聞いたら「大丈夫。私が連れて行くから」と言っていましたから。最後までちゃんと父の面倒を見たんだなと思います。

**植松**　とても希林さんらしいですね。

希林さんのがんとの向き合い方や人間性を間近で拝見して、僕も医者としてたくさんのことを学ばせていただきました。治療は患者さんのためのものであって、その人らしく生きるために、そこを一番に尊重しなくてはいけないとあらためて感じています。希林さんと話していると老子の思想みたいなものを感じることがありました。「タオ＝道」を人生で体現しているような魅力がありました。

希林さんと治療を通じて交流した10年間の思い出は、ずっと僕の大切な宝物です。

**内田**　私も先生のお話をお伺いして、母との思い出の層がまたとても厚くなった気がします。ありがとうございました。

# 第1章 がんを知る

## がんとはどんな病気なのか

人間の身体は数えきれないほどの細胞の集合体で出来上がっていますが、そのほとんどが新陳代謝を繰り返すことで構造を維持し、生命を支えています。新陳代謝は遺伝子の情報に従って忠実に繰り返され、大人の身体の中では、老化して消滅した細胞を、分裂して必要な数だけ新たに生まれた細胞が補う形で、平衡状態を保っているのです。

イメージしにくいかもしれませんが、今のあなたの身体を構成している無数の細胞は、そのほとんどが一年前のあなたの身体の中には存在していなかった、新陳代謝で生まれた新しい細胞なのです。粘膜などの新陳代謝が活発な組織は、1カ月ほど前と比べると、完全に新しく置き換えられていると思われます。

このように、生きている限り無限に続いていく新陳代謝の過程で、遺伝子の情報が間違って伝えられると、時々「出来損ないの細胞」が生まれてしまうことがあります。

多くの場合「出来損ないの細胞」は不完全なパーツを持っているために、長生きできずに自然消滅してしまうことが多いのですが、たまたま消滅せずに細胞分裂を繰り返す能力を備えていると、「出来損ない」で「不完全なパーツ」を維持したまま増殖してしまうことになります。

これが「がん細胞」です。

がん細胞は、一部に不完全なパーツを持っているとはいっても、もともと自分の健康な細胞が分裂して生まれたものです。ある意味で異物ですが、明らかな外敵ではありません。だから本来なら、侵入してきた外敵を駆逐《くちく》する能力を持つ免疫細胞が、体内で「がん細胞」と出会っても、敵ではなく味方の細胞だと勘違いしてしまう場合があるわけです。

こうなってしまうと1個から始まった「がん細胞」が2個、4個、8個と細胞分裂によって数を増やしていき、いずれは目に見える塊《かたまり》に育って、病気として認識され、「がん」と診断されるわけです。

また、がん細胞はその後も細胞分裂を繰り返す過程で、自らと同じ細胞を生み出すだけではなく、さらに異なった遺伝子情報を伝達して分裂し、別のがん細胞を発生させてしまうこともめずらしくありません。

わかりやすい例をあげると、乳がんの患者さんでは、がん細胞がホルモンのレセプターを持つのかどうかを病理検査で調べるのですが、100%陽性の人や0%陰性という人はめったにいません。白か黒かではなく、ほとんどの人は、数%から95%くらいの範囲でばらついており、その濃淡も様々です。

例えば、ホルモンレセプターが50%陽性と判断された人がいた場合、残りの50%の細胞は陰性ということになります。

がん細胞がレセプターを持つのか持たないのかは、がん細胞の遺伝子で決まります。この事実から考えても、ほとんどの乳がん患者さんで、がん細胞が一つの遺伝子情報を忠実に伝えて分裂し増殖したものではないことがわかります。一つのがんの塊の中に、途中から遺伝子情報が枝分かれして別の形態や性質を備えたがん細胞が混在しているわけです。

さらに、ホルモンレセプターが陽性の患者さんだけを集めてホルモン療法を行ってみても、最初からまったく効かない人もいますし、最初はよく効いていたのに途中から効かなくなる人もいます。これはレセプターの有無以外にも、ホルモン療法に反応するかしないかを決める別の遺伝子情報が存在していて、そこでも異なった性質のがん細胞が発生していたということの証拠でもあります。

このように、一人の患者さんの一つのがんの塊の中にも、複数の異なった遺伝子情報を持つがん細胞が混在しているのです。さらにホルモンレセプターが陽性の人だけ集めても、遺伝子の違いで、ホルモン剤がよく効く場合とまったく効かない場合に分かれてしまいます。これが現実です。

少し前に、がんの塊をハチの巣に例えて、女王バチが一匹いて、そこから均一な働きバチが増殖するという説明をする人がいましたが、現実はそんなにシンプルな話ではありません。一つのハチの巣のなかに何匹も異なった女王バチが存在していて、そこから様々な種類の働きバチが生まれているというのが、がんの実態です。

このように、一人の患者さんの身体の中の、一つのがんの塊の中でさえ、がん細胞はこれほどに複雑なのですから、ましてや他人のがんなど、たとえ同じ病名がついていたとしても、まったく違う性質を持った、別の病気といえるかもしれません。
「同じ病名がついていれば誰の病気もみな同じ」という前提で出来ているガイドラインなどに縛られてがんの治療していくことは、本当にむなしいことだと思います。

## がんが大きくなる速度について

初めてがんの診断を受けたときには、急に病気になってしまったような印象を持ったり、再発や転移が見つかったときには、急速に進行してしまったという気持ちになることもあるかと思います。

しかし、がん細胞というのは、通常は身体の中で一定の速度で細胞分裂を繰り返して数を増やし、細胞に寿命がくれば一定の速さで脱落していきます。そこで、増殖のスピードが脱落のスピードを上回ると、がん細胞の塊が、時間をかけて徐々に大きくなっていくのです。

大勢の患者さんを診ていると、この、「がんの塊」が大きくなる速度が速い場合も遅い場合もあり、個人差がとても大きいことがわかります。この個人差の本質は、微妙に異なるがん細胞の遺伝子の違いです。同じ部位に発生した同じ病名のがんでも、一人ひとりの患者さんによって、実はがん細胞の遺伝子は異なっていて同じ病気ではないのです。

最近の研究で、ヒトとチンパンジーの遺伝子の差は、DNAのレベルでは数パーセントしか認められないのに、最終的に両者の身体を構成するたんぱく質は、8割も異なることがわかってきました。

このように、わずかにでも遺伝子に差があると、結果として構成されるたんぱく質には大きな違いがでてしまいます。だから、細胞分裂の速度が速いがんもあれば、ほとんど増大しないとても穏やかながんもあるのです。

その上、初めは穏やかな性質で、ゆっくりと分裂していたがん細胞が、途中から遺伝子の変異を起こして分裂が速くなることもあります。さらに、実際の患者さんの身体の中では、がん細胞と免疫細胞の闘いが続いていますので、これもがんの塊が大きくなる速度に大きな影響を与えます。

このように様々な因子が絡み合っていますので、一見ただの腫れ物に見えるがんの塊の中では、実際は本当に複雑な現象が起きているのです。

## なぜ、これほどまでに「がん」が増えてしまったのか？

私が医学部の6年生になった年、がんが日本人の死因のトップになりました。以降その状況が40年近く続いています。この間ずっと、がん治療医として仕事をしてきましたが、がんの患者さんは増え続けており、昔は本当に稀《まれ》だった20代30代といった、若年層の患者さんもめずらしくなくなってきました。

その原因はもちろんひとつではなく、様々な原因が組み合わさった結果であることは間違いありませんが、最も重要なこと、決して忘れてはいけないことは「今日までに自分の体内に取り入れてきたものが材料となって、明日からの自分の身体が作られていく」という事実です。

人間の身体は、良質で必要なものだけを体内に取り入れ、有害で不必要なものはすべて体外に排泄できるほど上等ではありません。取り入れてはいけないものも、残念ながら明日からの身体の一部になっていきます。

これは、食物や飲料など、自ら意識して摂取しているものに限らず、受動喫煙や大気汚染、さらにエアコンなどから排出されるカビや細菌も含めて、屋内外で日々呼吸している空気も含まれます。

高度経済成長期に、「光化学スモッグ」をはじめとする大気汚染物質が広範囲にばらまかれ、工場からは様々な廃棄物が河川に垂れ流されました。また、大量の食物生産を安価に行うために農薬や化学飼料の使用が一般化し、抗生物質やホルモン剤で汚染された食品の流通も進みました。

一時期は生物がまったく住めないほどに汚れてしまった河川は、現在は魚が戻る程度には改善してきていますが、一度発がん物質で汚染された土や水や空気が、完全に浄化されているとはとても思えません。

資本主義経済の宿命ともいえる大量生産、大量消費によって生み出され続けている大量の廃棄物は、すでに地球のキャパシティを超えて、生態系にも大きな影響を与えていますが、それがしっかりと改善されていく気配も見えません。

最近よく取り上げられる、遺伝子組み換えやゲノム編集された食品についてもわからないことだらけです。よくわからないものを、価格が低いという理由だけで流通させてしまおうという動きには、本当に恐ろしいものを感じます。

さらにわが国では、2011年に福島の原発事故で大量の放射性物質がばらまかれてしまいました。これを処理してコントロールできる兆しは、まったく見えていません。すでに子供の甲状腺腫瘍が驚くほど発生していますが、本当の健康被害がわかるのはもっと時間が経ってからです。

個人レベルで対応できることとしては、できるだけ汚染されていない食べ物や飲み物を摂るように心がけたり、できるだけ汚い空気を吸わないで済む環境下で暮らすことなどでしょうか。

産業革命以降の科学技術の進歩は、人間の世界をとても便利にしました。しかし、その一方で地球の破壊が進み、人間を含めた地球上で暮らす全ての生物の首を、確実に絞めつつあることは間違いありません。

# 第2章 「再発」と「転移」

## 再発と転移の違いについて

がんは治療して治ってしまえばそれでよいのですが、当然治らない場合もあります。一度治療した「がん」がぶり返してきたときに、それが再発なのか、転移なのか、その後の対応を考える場合に違いがでてきます。

まずは治療前の話から。

がんが見つかると様々な検査をします。それによって、原発部位の大きさや周囲への浸潤の程度、さらにリンパ節転移や臓器転移などを評価し、0期から4期までの病期が判定されます。

例えば乳がんの場合、0期といっても、がんの広がり方は1センチ以下のものから10センチ以上のものまで含まれますので注意が必要です。

1期と2期にはそこまで大きな差はありませんが、3期にはかなり色々な状態が含まれており、4期に至っては1カ所だけに臓器転移がある場合から、広範囲にわたって身体中の多くの臓器に転移が広がっているものまで様々です。ですから、ステージが同じなら同じような状態だと安易に考えてはいけないわけです。

でも、医学生の試験にでるような細かいステージ分類を覚えても、数年ごとに変更されますから、こだわり過ぎても仕方がありません。

他の人と病気の話をしたいときには「どの部位にどれくらいの大きさの病巣があったか」「リンパ節や臓器に転移していたか、いなかったか」という話が、たぶん一番参考になります。

いずれにしても、診断が済んだところで治療になり、その後、経過観察になります。がんを治療した後、経過を診ていくと、残念ながら病気がぶり返す人がいます。がんがぶり返したとき、広い意味で「再燃」という言葉がすべての状況を表現していますが、一般にはあまり使われていないかもしれません。


では「再発」とは？

これは「再度発生」なのですから、本来は「転移」と区別するために、治療後一度良くなった部位の「局所再発」を意味するべきで、厳密にいうと、もともと病気があった場所そのものに病気がぶり返している状態を呼ぶべきです。

例えば、同じ右の乳腺内でも、当初のがん病巣が上外側で、再燃した部位が下内側であった場合、これは「再発」ではなく、「新病巣」と判断すべきですが、医療従事者でも正しい表現はしていないかもしれません。

特に、外科手術や放射線治療後の場合、「局所再発」なのか「新病巣」なのか、その判断は、治療効果を判定する上で極めて重要です。「局所再発」であれば、外科切除なら取り残しがあったことになり、放射線治療なら照射野ないし線量が不十分であったと考えられます。

しかし、「新病巣」であれば、手術や放射線治療そのものには問題はなく、ただ単に病気のタチが悪かった、という判断になります。大きな違いですから、その点について私は言葉遣いにこだわりを持っています。

患者さんならともかく、何でも「再発」と呼ぶ医療従事者は困りものです。

もうひとつ、「転移」というのは、原発部位から離れた場所に出現した病巣を広く呼ぶ言葉です。転移病巣でも、治療前に存在していたものが治療後一度良くなり、その後ぶり返したときには「再発」の方が適切だと思います。あまり正確に区別するのは難しい場合もありますが、やはり治療内容に問題点があったのかどうかを判断する材料になりますので、重要な違いだと思います。

言葉というものは、何気ないようでいて、正確さにこだわると難しいものです。

## 免疫力の大きな介在

がんが治るかどうか、治らない場合でも長期間にわたって穏やかに過ごせるかどうか、この重要な問題の大きな鍵を握っているのは、一つはがん細胞自体の性質ですが、それと同じくらい重要なのが患者さんの身体に備わっている「免疫力」という不思議な力です。生命という現象は、それ自体とても不思議で複雑なものです。その生命に付随する免疫という力も、現代の医学では十分に解明することなどできないくらい、複雑で巧妙です。

そもそも、がん細胞が身体の中で生まれてしまった場合、免疫細胞がその時点で「敵」

だと判断して攻撃すれば、がん細胞は育たないわけです。しかし、自分の身体の一部だと判断して見逃してしまうと、がん細胞の分裂が進んでいきます。

しかし、最初にがん細胞を見逃してしまったからといって、その後も免疫が、がんに対して全く無力であるということは決してありません。

花粉症などのアレルギー疾患も免疫細胞によるものですが、これまでと同じ生活を続けているにもかかわらず、ある年のあるときに突然発症します。その時点で、免疫にスイッチが入り、花粉を「敵」とみなしたわけです。

一度発症してしまうと、毎回同じ刺激に対して同じ反応を繰り返しますが、最初にスイッチが入るのがいつかは予想できません。しかし、同じ生活の中で、突然スイッチが入ったことは明白です。

最初はがん細胞を見逃してしまった免疫細胞でも、それが分裂を繰り返して周囲の正常組織を破壊し、さらには転移までするうちに、実は有害な「敵」であったことに気づき、がん細胞への攻撃を開始することがあります。

実際、大勢の患者さんを治療していますと、肺がんの脳転移や副腎転移、乳がんや大腸がんの肺転移や肝転移など、別の臓器にがんが転移したとしても、原発部位と転移部位を治療した後、何年様子を見ていても、どこにも新たな転移がでない人が時々います。私の患者さんには何人もいますし、がん治療を専門にしている外科医や放射線科医ならそれなりに経験があることだと思います。

このような場合、がん細胞は転移する能力を持っていたわけですし、血液に運ばれて身体中の臓器に到達したはずですが、なぜかそれ以上暴れ出してこないわけです。それには、患者さんの身体の免疫力が大きく介在しているとしか考えられません。

また、逆の例としてよく見かけるのは、進行がんだからと、強い抗がん剤の治療を受けているのに、効果が上がらず病気はさらに進行してしまう。副作用が強いので治療をやめてみたら、がんの進行がむしろ遅くなったという場合です。

このようなケースは巷《ちまた》にたくさんあります。抗がん剤が効くかどうかは、がん細胞の遺伝子で決まっていますので、効くものには最初から効き、効かないものには何度繰り返しても永遠に効きません。抗がん剤が、がん細胞に効かない場合、がんに対しては無治療と同じことになります。その上、抗がん剤の副作用で、せっかく頑張っている免疫細胞を一定量破壊してしまうのですから、病気の進行を後押しすることになります。

だから、抗がん剤をやめたら免疫力が戻って、病気の進行が遅くなったということが起きているのです。


このような免疫力の介在は、おそらくすべての患者さんの身体の中で、程度の差はあっても、自然に起きている現象だと思われますが、現代医学は、それを正しく評価できるほど進歩していません。

どうしたら免疫力を高めることができるか、医学的には全く解明されていません。細菌に感染すると白血球の数が増える、といったシンプルな免疫の動きは簡単に把握できますが、がん患者さんのリンパ球の数を無理やり増やしても、病状が改善することはないので、数ではなく質の問題なのだろうと思われます。

しかし、その「免疫の質」というものも、現在でも全くというほど解明されていませんから、食生活や睡眠などの日常生活に気をくばり、できるだけストレスを減らして健康に暮らす。多少嫌なことがあってもくよくよしないで、嬉しいことがあったときには目いっぱい喜んで笑顔を増やすといったアドバイスしかできないのが現状です。

がんワクチンは理論的には魅力を感じる方法です。自分のがん細胞からワクチンを作れば随分効いてくれるような気がします。しかし、実際にはたくさんの患者さんが受けている割には、著しく効果を発揮したという患者さんを見たことがありませんので、まだ決め手になるところまでは到達していないと思います。


近年、免疫チェックポイント阻害剤が大変な話題になりましたが、臨床の現場では、ほんの少数の患者さんに対する一時的な効果が得られるだけで、がんを完治させる夢の薬ではありません。

免疫力は自然治癒力の中核をなすとても重要な力ですが、どうすれば活性化できるのか、残念ながらまだ十分にわかっていません。ただ、これが強いとどんな病気でも完治しやすくなり、完治しない場合でも元気で長生きにつながることは確かです。日本脳炎や麻疹、風疹などのように、病原体がほとんど均一な病気は、予防接種で免疫力を獲得できます。

インフルエンザやノロウイルスなどの一般的なウイルス感染については、子供の頃は免疫力が不足していて感染しやすいのですが、大人になると免疫力が上がってくるので流行しても感染しにくくなります。しかし、普段はとても健康な大人でも、過労などで身体が疲弊していると、免疫力が低下して感染しやすくなります。

10年以上も前から、大勢の人がインフルエンザの予防接種を受けるようになりましたが、インフルエンザは以前にもまして毎年大流行していますし、お年寄りなどで体力のない方では、重症化がめずらしくありません。

このように考えると、多くの病気に対して、免疫というものは人から与えられるものではなく、自分で獲得して向上させていくものであり、おそらくそれは、がん細胞に対する免疫力も同じではないか、という印象が、医者の仕事を続けるほどに強まってきています。

## 転移するがんと転移しないがん

がんの塊《かたまり》がかなり大きくても、転移していなければ、放射線や手術でなんとか治療できます。逆に原発部位が小さくても、身体中に転移が広がっていると手術の意味は乏しく、放射線治療も難しくなります。残念ながら、全身的な薬物療法は、なかなか治療の決め手にはなりませんので、転移の有無はがんが完治するかどうかの大きな指標になります。

原発巣に発生したがん細胞が、離れた部位に転移するためには、がんに様々な能力が備わっていることが必要になります。

まず、がんの周囲の正常組織を破壊して、血管やリンパ管に侵入する力。

そして、血管やリンパ管の中を移動した後に、新たな部位に定着して、その場所でも正常組織を破壊しながら細胞分裂を繰り返す能力です。

これらの能力が備わっていると、結果として転移病巣が増大して一定の大きさになり、「転移」として発見されるわけです。このような能力ががん細胞に備わっているかどうか、これもがん細胞の遺伝子で決まっています。

このように、一人の患者さんの身体内には、複数の遺伝子を持った性質の違うがん細胞が混在していますので、転移する能力を持つものも持たないものも混在しているということになるでしょう。

## リンパ節転移の不思議

どの臓器に発生したがんでも、リンパ節に転移しているかいないかで、治る率に差がでます。もちろん、リンパ節に転移している場合の方が完治率は低くなります。これは、先ほど説明したように、がん細胞に転移できる能力が備わっていたこと、すなわち、がん細胞としての性質の悪さを表しているからです。

しかし、手術以外にがんの治療法がなかった20世紀半ばの論文を調べると、がんがリンパ節に転移していても、多くの患者さんが手術だけで完治していました。

胃がん、乳がん、大腸がん、肺がんなど発生頻度の高いがんではデータがたくさん残っています。

これに対して、臓器に転移している患者さんの完治率は、それより一桁低くなってしまいます。リンパ管に浸潤してリンパ節に転移するのと、血管に浸潤して臓器に転移するのでは、がん細胞に備わっている能力としては大差ないように思うのですが、結果として完治率は大きく異なります。

最近、これには免疫力が大きく絡んでいるのではないかと、個人的に考えるようになりました。

つまり、転移がリンパ節で留まる人は、がん細胞がリンパ節に侵入して細胞分裂をしている時点で、免疫細胞にスイッチが入って、そこから先のがん細胞の浸潤、増大に抵抗しているのではないかと思うのです。

もともと、リンパ節は身体に侵入したウイルスなどの「外敵」と闘うためにあるわけですから、がん細胞という、いわば「内敵」に対しても、「異物」とみなし、食い止める働きをしているはずです。細菌感染の場合は、菌の増殖を感知した後に、血液中の白血球が増加して細菌と闘うことがわかっています。

同じように、がんに対する免疫細胞も、がん細胞を「敵」と認識した後、必要な細胞の数を増やして闘うはずです。

ただ、ウイルスが身体内に侵入しても、発病する人としない人、さらに、重症化する人までいるように、がん細胞に対する免疫の抵抗力にも、相当大きな個人差が存在していることは間違いないと思います。

残念ながら、個々人の身体内で、がん細胞と免疫細胞がどのように闘っているのか、そこに放射線治療や抗がん剤を介在させたときに、どちらの細胞にどのように働きかけるのか、細胞レベルで目撃できるほど、現代の医学は進歩していません。

しかし、治療法の選択が難しい場合には、漫然と同じ治療を繰り返すのではなく、臨床経過を正しく評価しながら、無理や矛盾のない推測を重ねて治療方法を検討していくことが、個々の患者さんに対して最良の道だと思います。

## 進行がん、転移がんになってから完治する人

がんは身体のあちこちの臓器の粘膜面で発生します。そして、その粘膜が扁平上皮《へんぺいじょうひ》で構成されていれば「扁平上皮がん」になり、腺組織で構成されていれば「腺がん」になるのが一般的です。

舌がん、食道がん、子宮頸がん、肛門がんなどが「扁平上皮がん」の代表的なものであ

り、乳がん、胃がん、大腸がん、膵がん、前立腺がんなどが「腺がん」の代表的なものになります。肺がんは両方が発生します。

これとは別に、「浸潤がん」と「非浸潤がん」の区別があるのですが、これは発生したがんが粘膜を破壊して、その外側まで浸潤しているか、粘膜の側に留まっているかの違いです。

一般に、非浸潤がんは転移の可能性がない「おとなしいがん」、浸潤がんは転移の可能性がある「怖いがん」と認識されていますが、もちろん例外もあります。

非浸潤がんと診断されたのに転移がでてしまった場合は、病理検査で調べた場所がたまたま非浸潤だっただけで、他の部位ではすでに浸潤していたと考えれば無理のない説明ができます。

反対に、明らかな浸潤がんなのに、全く転移がでないという人も決してめずらしくはありません。それは、がん細胞自体が周囲に浸潤する力は持っていても、転移する能力までは持っていなかった場合や、原発部位ではがんの増殖を許してしまったものの、途中から免疫細胞ががん細胞を認識して攻撃し、転移を許さなかった場合などが考えられます。

実際、浸潤がんの患者さんの血液を電子顕微鏡で詳しく調べてみると、かなり小さな初期のがんでも、血液中にがん細胞の存在が確認されています。

しかし、初期のがんで実際に転移が広がってしまう可能性は高くありません。それは、前述のような理由からだと考えられます。

現代の医療の世界では、浸潤がんの患者さんの場合、残念ながら、リンパ節転移や臓器転移をともなう、進行がんの状態になってから治療が始まることが多いです。がんは小さいうちはまったく無症状なので、進行するまで気づかないことが多いからです。

現在でも、がんが死亡原因の第一位であることから考えても、進行がん、転移がんは完治しない場合が多いのも事実です。

けれども、大勢のがん患者さんを診ていると、進行がんや転移がんになってしまってから治療が始まり、しかも抗がん剤がまったく効いていないにもかかわらず、放射線治療でがんを消したら、その後何年間も再発や転移がでなくて、完治してしまったと考えられる人に出会うことがあります。

このような人たちの場合、何度も言いますが、がん細胞自体は一度身体中に広がってしまったわけですが、その後、その広がってしまったがん細胞を、免疫細胞がやはり敵だと認識し直して駆逐《くちく》してくれたのだろうとしか考えようがありません。実際の患者さんの例が本書に載っていますのでご参照ください。

このように免疫が後から活性化していると思われる患者さんも、多いとはいえませんが一定の頻度で存在しています。

最近になってこのような現象のごくごく一部がわかるようになり、新薬も登場していますが、まだ本当に一握りの患者さんにしか効果がでていません。この分野の研究がもっと進むとよいと思います。

このように、臨床の現場で確認できる事実をしっかりと見つめていると、がんという病気は本当に様々で、一人ひとりのがんはまったく異なった病気であることがよくわかります。

がん細胞自体のタチの悪さも様々ですし、免疫細胞の能力も様々です。

## 様々なステージ4

例えば、肺がんや乳がんが骨や脳に転移した場合のように、がんが原発部位と異なる臓器に転移すると、そのがんのステージは必ず4になります。おそらく医療関係者でなくても、多くの方々がそのように理解しているでしょう。

けれども、そこで注意してほしいのは、「逆は真ならず」ということです。

いくつかのがんでは、他臓器に転移がなくても、原発部位が周囲に浸潤していたり、リンパ節転移が少し目立つとステージ4になります。

その代表的なものは頭頸部がんです。頭頸部がんではステージ4がA・B・Cの3つに細分化されており、一般的なイメージである「ステージ4＝全身がん」になるのはステージ4Cの患者さんだけです。4Aや4Bは臓器転移なしで、局所でのがん浸潤や、原発巣の近くでリンパ節転移が少し目立つだけの状態です。

また、前立腺がんや膀胱がんの場合は、リンパ節転移が少しでも認められるとステージ

４になってしまいます。がんの発生部位によって、その生存率に寄与する因子が異なっているのは事実です。だから、そのために様々なステージ４が生じてしまいます。これは専門家の立場で考えれば妥当な取り決めなのですが、知識のない人と議論する場合には誤解のもとになりかねません。

## ステージ４詐欺

もっとも問題だと思うのは、乳がんなどで、リンパ節転移があるものの、臓器転移が認められていない患者さんに向かって、「これだけリンパ節に転移していますので、いずれ臓器にも転移する可能性が高いと思われます。ステージ４だと考えて治療を進めましょう」と説明する医者がいることです。

患者さんが抗がん剤治療を嫌がる場合などに、それを説得しようとして言われることが多いようなのですが、これでは「ステージ４詐欺」になってしまいます。

# 第3章

# ガイドラインやエビデンスのからくり

## ヴィットゲンシュタインとガイドライン

安冨歩《やすとみあゆみ》さんという「れいわ新選組」に参画されている東大教授の講演をネットで観て知ったのですが、オーストリア・ウィーン出身のルートヴィヒ・ヴィットゲンシュタインという哲学者は「この世界には言葉で語り得る領域と、それを越えた神のみぞ知る領域がある」と考えていたそうです。「科学で解明できる領域と、科学が到底及び得ない領域」と言い換えてもよいのかもしれません。これは、とても腑に落ちる話でした。

現代の医学が科学に立脚していることは間違いありません。

西洋医学はもちろんのこと、東洋医学も一定期間、一定事象を観察した結果、得られた事実に基づいて構築され、より確からしいもの、より真実に近いものを目指そうとしています。

確かに、病人を前にして、祈祷師が炎の前で病魔を退散させようとしているような、大昔の世界には誰も戻りたくはありません。

けれども、時々、科学的に実証はできないものの、患者さん本人やご家族の気力、精神力といった目には見えない力が、患者さんの身体に活力を与えて、おそらく免疫力が活性化し、病状を好転させることがあります。医療従事者ならそのような経験があるのではないでしょうか。

私も若かった頃は、「医学は科学だ」などと粋がっていた恥ずかしい記憶があります。科学は進歩していますが、当然そこには限界があります。いずれすべて知りつくせるのではないか、といった思い違いをしてはいけないと思います。

あるがんの、一定の進行度の患者さんを大勢集めて、全員に同じ治療を施した場合、7割の人が治り、3割の人が再発・転移するということは臨床データの積み重ねでわかるようになると思います。これは言葉で語り得る領域でしょう。

しかし、自分の目の前にいる患者さんが、治る7割に入るのか、治らない3割に入るのか、患者さんにとっては最大の関心事ですが、それがわかる医者は世界に一人もいません。結果論でしかわからない、神のみぞ知る領域なのです。

また、医学的に全く同じ状態にあると思われるがん患者さんを大勢集めて、全く同じ治療をした場合、治る人と治らない人に分かれてしまうのが普通です。このように結果が異なってしまうのは、現代医学では「同じ病気である」と判断されたものの、実は、神様の目から見たら「別の病気であった」ことの証左ともいえます。これが医学でわかることの限界です。

このような医学の限界を少しずつ越えていこうという努力、言葉で語りつくせる領域を少しでも広げようという努力は常になされていますが、生命という、とてつもなく不思議な現象は、そもそも人間が創り出したものではありませんので、どこまでいっても大きな壁が立ちはだかると思います。

20年以上前の話になりますが、米国のがん専門の学会誌に、肺がんのピンポイント照射の治療成績を発表した際、まだ世界の誰も成功していなかった治療法なので、誰にでもわかる方法論として、放射線の照射範囲を詳しく書いてほしいと査読者（論文の審査をする専門家）に依頼されました。

最初は、「一人ひとりの患者さんの病巣に合わせて現場で判断している」と、本当のことを書いたのですが、それでは科学論文にならないから、病巣に対して「5ミリの余裕を持たせている」とか、「1センチのゆとりを取っている」とか具体的な数字を挙げて記載してほしいと頼まれました。

その当時やっていた治療に対して大嘘でもありませんでしたし、査読委員の要望を無視すると、論文として掲載されないことを知っていましたので、そのときは従っておきました。

しかし「言葉で語りつくせていない領域のことを無理に言葉にしてしまった」という気持ちが残り、今ではむしろ恥ずかしいことをしたと思っています。

当時、私はその医学雑誌の査読委員でもあったのでわかるのですが、世界的な医学雑誌の学術論文といっても、「医学は科学である」の多くはその程度のものです。

米国放射線腫瘍学会で最後に講演したのは２００８年でしたが、その時には「実際に放射線を照射する範囲は現場で判断して患者さんごとに変えているし、放射線の照射量も一人ずつ検討している。数字を決めてガイドラインを作るよりも、一人ひとりに見合った治療を考えたい。私はガイドラインを作るのが嫌いだ」と言って帰ってきました。

そうしたら、その後学会からのお呼びが掛からなくなり、私自身も学会というもの自体に意味を感じなくなって、数年後には退会してしまいました。

目の前にいるがん患者さんを「確実に治せます」と断言できる医者はどこにもいませんし、その程度にしか医学は進歩していないのですから、「これこそが正しい治療だ」と上から目線でガイドラインを押し付けるような風潮には、到底賛同はできません。

## エビデンスの光と影 —— 真の賢さとは

医学の世界に、証拠や根拠を指す「エビデンス」という言葉が浸透して久しくなります。初めのうちは、乳がんの乳房温存療法の適切さを示すなど、過去の錯覚や思い込みを覆して、真実に近づくために有効な手段だと思われました。

しかし近年は、この概念が間違った利用のされ方をして、患者さんを真実から遠ざけてしまうことが多くなっている、と感じています。

一番の問題は、医療従事者の論文データの鵜呑《うの》みです。どんなデータが公表されようと、それに対して批判的な姿勢も失わずに、正しく吟味して評価するということができなければ、専門家とは呼べないと思います。

しかし、近年の医療の世界では、エビデンスのランク付けがなされていて、内容によらずに、とりあえず格付けの高いエビデンスを信用して、格付けの低いものは無視するという風潮が広まってしまいました。

判断力のない小さな子供に、信号は赤が止まれ、青が進めと教えるのは仕方がありませんが、賢い大人であれば、そのときの状況によっては、信号の色とは別の判断をする必要もあると思います。

医療の世界は世界的に見ると、とても大きなお金が動く世界です。そして、統計学というのは、人間が作ったただのルールなので、操作されてしまう可能性がつねにあります。ですから、現代のような新自由主義経済に席巻されてしまっている社会では、大きな資本を持つ人たちに都合の良いデータが、目に付くような仕組みになっていないか、細心の注意を払う必要があります。ここでは、乳がんの抗がん剤治療の例をあげてみましょう。

## 乳がん臨床試験の欠陥

乳がんの治療に抗がん剤を組み込むと、生存率が向上するというデータの大元は、イタリアのミラノからでました。20世紀の後半です。CMFという3種類の抗がん剤を使うか使わないかで、手術後の生存率に差がでたというものです。

無作為に振り分けた臨床比較試験の形をとっているので、エビデンスの格付けレベルは比較的高い部類に入ります。そのため、この一つの研究が絶対的な根拠のように扱われてしまい、それ以降、本当に抗がん剤が乳がんの生存率を改善させているかどうかの検証は、一切行われなくなってしまいました。

これは大問題だと、私は考えています。

詳細は前著の『抗がん剤治療のうそ』（ワニブックス）に記しましたが、このCMFの論文には、臨床比較試験としての欠陥・瑕疵《かし》がいくつもあります。

まず、この試験では、抗がん剤治療を受けたグループと、受けなかったグループの人数が大きく異なりました。

このことから、当初の振り分けとは違うグループに、途中から変更された患者さんがいたのではないか、という疑惑が生まれます。

もちろん、その真偽は確認のしようもないわけですが、「どうして、両群の人数がこんなに違うのか？」という疑問は、あらゆる科学の出発点である「健全なる猜疑心《さいぎしん》」の範疇《はんちゅう》ではないでしょうか。

さらに、実際に行われた治療内容にも疑問の余地があります。というのも、抗がん剤を受けようと受けまいと、ある程度の患者さんは治療後に再発・転移して救済治療の対象になります。

ところが、この臨床試験では、その内容が両群でまるで異なっていて、ＣＭＦ投与群は手厚い救済治療を受けているのに、ＣＭＦ非投与群にはそこまでの救済治療が行われていないのです。

ですから、救済治療の差が生存率の差につながったのではないか、という疑念も生まれてしまいます。

また、この臨床試験の長期生存率は、いずれのグループでも驚くほど悪く、10年以内に半数の方が亡くなっています。時代背景を考えても、手術可能な乳がんの半数が10年以内に亡くなってしまうというのは、あまりに低すぎる生存率です。

ですから、このデータを絶対視する医学界の姿勢には疑問が拭い去れず、私は到底賛同できません。


そもそも臨床比較試験が医学データとして重宝がられるようになったのは、科学的に正確な結果にたどり着ける可能性が高いと、多くの専門家たちから認識されたからです。

例えば……、

「関東のA病院で治療した乳がんの患者さんの長期生存率が60％」

「関西のB病院で治療した乳がんの患者さんの長期生存率が80％」

というデータがあっても、B病院の方が優秀とは限りません。

「A病院は進行がんが多く、B病院は早期がんが多い」

「A病院は10年間のデータ、B病院は5年のデータ」

「A病院は戦前のデータ、B病院は最近のデータ」

「A病院は数百名のデータ、B病院はわずか数名のデータ」

などなど、最初の記載だけでは、諸々の可能性が入り込む余地があり、もしも、このように様々な背景因子に実際にばらつきがあるならば、比較すること自体に意味がないからです。

昔から教科書には、リンゴとミカンを比べるなと記されています。

誰にでも、わかりやすいですね。


その点、臨床比較試験では、一定の期間に一定の患者さんを集めて、背景因子にばらつきが生じにくいように、くじ引きや乱数表で患者さんを振り分けます。だから、一見とても公正なデータになりそうな気がします。

しかし、臨床比較試験は、製薬会社がスポンサーになっていることが圧倒的に多く、ほとんどの論文では、再発・転移がでてからの救済治療のあり方もはっきりしないので、つねに不透明な部分を内在しています。だから、鵜呑みはよくないだろうと思います。

さらに、新規開発の薬物についての試験・治験の場合、通常、利害関係者の関与のもとで行われていますので、莫大な利権も絡んでいる可能性があります。ですから、その解釈には十分な検討と吟味が必要だと思います。

一方、先ほどの関東のA病院と関西のB病院の話にもどりますと、それぞれのデータがいずれも、同じ時期に、同じステージの乳がんの患者さんを、それぞれ100名ずつ治療して、きちんと10年間経過を診てから発表されたものであるのなら、臨床比較試験でなくても、20％の差には大いに意味があり、その結果を尊重するのは、真に賢い判断といえるでしょう。

もし誰かが、臨床比較試験以外のデータは「エビデンスの格付けレベルが低いから信じるな」と言っても、賢い患者さんはB病院を選ぶと思います。「格付け会社に言われるがまま」、そんな姿勢に賢さなどあるはずがありません。

## 忖度《そんたく》とガイドライン

個々の患者さんにとって、最適な治療法であるかどうか全くわからないのにガイドラインが驚くほど重宝されるようになりました。ガイドラインに示された標準治療から外れることなどとんでもないと、患者さんにきびしい言葉を浴びせる医者も少なくありません。

ここまでガイドライン一辺倒になってしまった現況について、以前は、十分な経過観察をしていないことからくる医師の経験不足、医学論文の表面しか読めない医師の勉強不足などが主な原因ではないかと思っていたのですが、ここ数年の日本の政治状況などをみていて、これは間違いなく「忖度」が主原因だと考えるようになりました。

末端の学会員は、学会組織の方針から外れて自己主張すると、自分の立場が即なくなるでしょう。上司の性格によっては左遷されるかもしれません。学会である程度の立場になれたとしても、それを維持してさらに上を目指すためには、上司の方針に逆らうわけにはいきません。

さらに、日本の国内で学会のトップクラスになりたくても、それは欧米の学会や医学雑誌に発表の場を与えられて初めて得られる立場です。だから、所詮は米国の学会の方針から外れることなどできないのです。

そして、その米国の学会運営を支えているのが、米国の製薬会社という構図がすでに完成されています。抗がん剤が主流のガイドラインが世の中に広まっていった時期と、新自由主義経済が世界中を席巻するようになってしまった時期とが、ちょうど一致するのも偶然ではないでしょう。

このように、すでに抗がん剤治療は、先進国では大きな産業の一つになってしまいました。いったん産業構造ができあがってしまうと、その産業でささやかに生計を立てている大勢の人も、莫大な利権の中枢にいる一握りの人たちも、その産業なしでは生活に困窮してしまうので、何か感じるところがあっても、なかなかネガティブな意見を挙げるわけにはいかないのだろうと思います。

いい例が原発です。おそらく真っ当な知性の持ち主であれば、電力会社の社員でさえも「原発など、この地球上にあってはいけない」と考えているでしょうが、そんな声を上げることは恐ろしくてまずできないだろうと思います。

私が医者になった１９８０年代前半、医学会というものは主に学会員の支払う年会費で運営されていました。関連企業から多少の協賛金は当時もあったかもしれませんが、一部の人が陰で優遇されることはあっても、表立って企業側が学会運営や学会発表に絡むことなど、まずありませんでした。そして、当時は学会自体もとても質素でした。

ところが、１９９０年代になって米国放射線腫瘍学会（ＡＳＴＲＯ）や米国臨床腫瘍学会（ＡＳＣＯ）など欧米の医学会に参加するようになると、その規模の大きさや華やかさに驚かされました。

北米放射線学会（ＲＳＮＡ）などは学会としての側面以上に、医療機器の展示販売会としての役割が大きく、いずれも企業とのタイアップ、企業からのバックアップを利用して学会を盛り上げていました。国際学会の会場の正面受付に、寄付金の多い順に企業名を公表するなど、露骨な資金集めも公然と行われていました。

特に驚いたのは、新薬の有効性を示す臨床比較試験の論文に名を連ねる著者たちに提供される研究費の大きさで、一人当たり５０００万円から１億円と聞いたことがあります。

また、大学の教授でありながら製薬会社の顧問を務めている人もいました。ちょうど日本でもバブルが崩壊し、新自由主義経済にのめり込むための規制緩和が進んでいった時期に重なっていました。

現在では、大きな医学会の運営は、製薬会社などの企業からのバックアップなしではとても立ち行かなくなっていますし、それだけバックアップできるということは、それ以上の見返りがあるということの証です。

生存率の向上など本当は認められていないのに、統計学の闇の手法を用いて、わずかながら差があるように見せかけて、どんどん薬が使われるようになってしまいました。そこに関わる者も忖度《そんたく》して、少なくとも自分の立場を守り、できればその社会、その組織で上に登りたいと思ってしまうのでしょう。

私自身も組織の中にいたことがあるので実感としてわかりますが、人間も所詮はつまらない動物なので、組織といった檻の中に入れられてしまうと、知らないうちに無意味なラットレースに参加してしまうものです。

特に学歴が偏重されてしまう社会では忖度は必然ともいえます。官僚や医師はいずれも受験エリートでもあるわけですが、これは新たな物事を創造する能力ではなく、単なるペーパー試験、すなわち、物事を記号化して、指示された形に変換する能力に長けている人たちの集団でもあります。

その記号化と変換の能力が、空気を読んで忖度し、社会の中でラットレースに勝ち抜く力とかなり似ているのだと思います。ペーパー試験で高得点を得る行為は、ある意味、問題を作った人やその問題自体への忖度ともいえるからです。

## 私たちが治療のガイドラインを重要視しない理由

UMSオンコロジークリニックでは、一般の大学病院やがんセンターと違って、学会が推奨するガイドラインなどを重要視していません。

20年以上にわたって独自に開発してきた治療方法を駆使しながら、一人ひとりの患者さんの病状を詳細に調べて、ご本人のご希望をきいて、その全身状態を診ながら治療を組み立てています。

その結果、過去にガイドラインに沿った治療を受けたものの、あまりよい結果が得られなかったという患者さんの中にも、私たちの治療を受けて病状が改善している方がしばしば見受けられます。

私たちがガイドラインに頼らない理由を簡単に説明します。

様々な臓器のがんには、学会などが推奨する治療のガイドラインがありますが、これに従って同じ治療を受けても、治る人もいれば治らない人もいます。

これはどうしてなのか考えてみたことがあるでしょうか。

例えば、1期の大腸がんで手術を受けた人が治って、3期の大腸がんで手術を受けた人が治らなかったという話なら、病気の進行度がまるで違っていたわけですから、結果が違うのは当然だと納得できます。

しかし、同じ1期の大腸がんなのに、ある人は手術だけで完治したが、別の人は手術後に再発・転移がでた。さらに別の人は手術後に念のために抗がん剤治療までしたのに再発・転移がでた。というようなことが現実にしばしば起きています。

これはどうしてでしょう。

また、乳がんなどの、薬物がよく効くとされるがんが身体のあちこちに転移すると、様々なホルモン剤や抗がん剤の治療が行われますが、これらの薬が劇的に効いて、一時的にでも転移が見えなくなってしまったという人もいれば、同じ抗がん剤で相当つらい思いをして頑張ったのに、がんは少しも小さくならなかったという人まで、その治療効果は本当に様々です。

同じ乳がんなのに、どうして薬がよく効く人と、ぜんぜん効かない人がいるのか、その理由はなんでしょうか。

答えは簡単です。

大腸がんにせよ、乳がんにせよ、その他のがんにせよ、病名は同じでも、実は同じ病気の人など一人もいないからです。

もう少し正確にいうと、一人ひとりのがん細胞の遺伝子は、その一部分が違っている可能性が高いのです。薬が効きやすいかどうか、転移しやすい性質を持っているかどうかは、すべてがん細胞の遺伝子で決まるわけですが、現代の医学では複雑な遺伝子の仕組みの解明には、まだまだ遠く及びません。

マスコミなどからの情報を聞いていると、ずいぶんわかってきたような錯覚に陥りますが、本当は緒に就いたところで、ごく一部分がわかってきただけです。そして、たぶん今後何十年経っても、本当に解明されることなどないだろうと思います。

本当は遺伝子の一部分がまったく違う別の病気なのに、大腸がん、乳がん、肺がん、胃がん、食道がん、肝がんなどと一つにまとめてしまうから、同じ治療をしても、結果がずいぶんと異なるわけです。一人ひとりのがんはそれぞれ別のものであるということに気づけば、同じ病名で同じ治療を受けたときに、その結果がまったく異なっても、それはむしろ当然なことと理解できるはずです。

ガイドラインというのは一定のグループの患者さんたちをひとまとめにして、同一の治療方針を当てはめようとする行為ですが、ある人にとって望ましい治療法が、別の人にとっては不適切である、ということが現実にはたくさん起きています。

そして、それは前述のように、がん細胞の遺伝子が様々であることに起因していると気がつけば、むしろ当然の結果だと考えられます。だから、ガイドラインに個々の患者さんを当てはめるような発想は、そもそも理にかなっていないのです。

一人ひとりの体調や病状をできるだけ正確に把握して、一人ひとりの人生観や希望を聞いて、そこからそれに見合った治療方法を組み立てていく。

必要な部位にはしっかり放射線をあてて、不必要な部位は極力避ける。

無駄な休止期間を取りたくない場合は、土日や祭日も休まず治療を続行し、必要なときにはしっかりとした休息期間を置く。

放射線の効果を高めるのに有効だと考えれば、保険適応の有無にかかわらず薬物療法の併用も考慮する。

そして、その治療がその患者さんに合っているかどうかを常に振り返りながら、その先の治療内容を検討していく。

私たちUMSオンコロジークリニックは、これからもこのような方針で診療を進めていきたいと思います。だから、画一的なガイドラインを重要視することはこれからもまったくありません。

## 鳥越俊太郎さんとのご縁

最近は、政権に忖度して権力にべったりの恥知らずな似非《えせ》ジャーナリストが、テレビで目につく嫌な世の中になっていますが、「筑紫哲也さんと鳥越俊太郎さんは日本の戦後を代表する本物のジャーナリストである」と誰もが認めるところだと思います。筑紫哲也さんとのご縁は、本書にご家族との対談を紹介しておりますのでそちらをご参照いただき、ここでは鳥越俊太郎さんとのご縁について少し記してみようと思います。

すでに著書の中でご自身の闘病記を公表されていらっしゃいますが、医師の視点で見直してみます。いろいろな意味で、がん治療について考える縁《よすが》になると思います。

鳥越俊太郎さんとの最初の出会いは、TBSの主催で行われた筑紫哲也さんとのお別れ会でした。「筑紫哲也さんを亡くして、私たちは羅針盤を失ったみたいだ」という言葉が今も印象深く記憶に残っています。そしてその後、飛行機で偶然に隣の席に座るなどのご縁もあり、お話やお食事をさせていただくようになりました。

鳥越さんは当方で治療を受けられたことは一度もありません。ただ、その病気の経過から、「ステージ4のがん治療において、大切なのは抗がん剤ではなく免疫力である」という、私の考え方とまったく同じことを考えていらっしゃいますので、ご紹介させていただきます。

鳥越さんは、大腸がんを手術された後、主治医の勧めに従い3年間にわたり、いわゆる標準的抗がん剤の内服治療を受けられました。きちんと継続されたそうですが、点滴の抗がん剤と違って副作用は全くというほどなかったそうです。けれども、効果もありませんでした。

というのも、手術から1年後に肺転移、2年後に反対側の肺転移、3年後には肝臓にそれぞれ単発で転移し、その都度外科手術で切除を受けられたのです。

つまり、きちんと抗がん剤を内服していたのに、毎年転移がでてしまったということです。そして、標準治療を正しいと信じている方にとっては意外なことかもしれませんが、抗がん剤を飲み終えた4年目以降は、今日に至るまで6年以上どこにも転移がでていないのです。

4年目以降もきっちりと検査を受け、経過観察を続けてこられての結果ですので間違いありません。発病から10年以上たって、再発・転移なくお元気に喜寿を迎えられました。「抗がん剤をまじめに飲んでいた間は毎年転移がでていたのに、飲むのをやめたら転移がでなくなった」この鳥越さんの臨床経過は、オンコロジーでステージ4を克服し完治したと思われる患者さんたちの経過と共通しています。

世の中には抗がん剤治療などの薬物療法で延命されている方もいますので、全否定をする気は毛頭ありませんが、実際には効いてもいないのに、標準治療の名のもと、無駄に抗がん剤治療を受けていらっしゃる方は数えきれないほどいます。また、ステージ4の患者さんの中には、抗がん剤治療から離れることで病気の完治につながった方も、全体からみれば比率は低いですが、確実にいらっしゃいます。

残念ながら、多くの患者さんは標準治療という言葉に負けてしまいます。ほとんどのがん治療医が推奨しているのですから、素人の患者さんがそれに従うのはむしろ自然なこともいえるでしょう。けれども、自分にとって正しい治療は何であるのか、これを考えることこそ「がん治療の1丁目1番地」であると肝に銘じたいものです。効いていない治療を無駄に続けてしまうことほどむなしく有害なことはありません。残念ながら、転移がでてからの薬物治療はまず完治にはつながりません。がん治療を受ける際には、健全な猜疑心を持って自分の受けている治療を見つめることがとても重要だと思います。

## 『美味しんぼ』と福島の鼻血騒動について

3・11の原発事故の後、福島で子供を中心に鼻血を流す人が大勢いたことが報じられました。原発事故の被害だろうということで大きな騒ぎになり、当時連載されていた『美味しんぼ』というコミックでも取り上げられました。

作者が実際に福島を訪れた際に、自分も鼻血を出したという経験から、主人公が鼻血を流すシーンがストーリーの中で描かれました。人気のあったコミックなので影響が大きく、その真偽が問題になりました。

しかし、当時も、権力者の側は原発問題を大きくしたくないと考えていたので、そこそこのポジションにある放射線医療関係者を何人か集めて「被曝により著しい血小板の減少が生じたとは考えられず、鼻血の原因となるような出血傾向の発生は考えられない。鼻血は放射能漏れとは無関係であろう」と発言させました。

その結果、「福島の鼻血は、たまたま観察された現象であり、コミックの内容はいたずらに世間に不安を与えるものである」といった幕引きになったように記憶しています。

結局、人気があったそのコミックも、間もなく連載が打ち切りになってしまいました。当時、私も楽しみに読んでいましたので残念でした。

しかし、本当は、その鼻血は原発事故による健康被害そのものであったことは、放射線治療の専門家であれば、おそらく誰でもわかっていたのではないかと思います。

原発事故の直後の福島では、空気中に高エネルギーの放射性同位元素の小さな粒子が、塵《ちり》のようになってそこらじゅうに舞っていたはずです。その粒子を呼吸の際に鼻に吸い込めば、鼻腔の粘膜に付着し、そこで高エネルギーの放射線を放出して鼻の粘膜を傷つけます。その結果、血小板の数とは無関係に鼻血を出す人がいてもなんの不思議もありません。

多くの御用学者と異なり、舌がんなどの小線源《しょうせんげん》治療の名医で、北海道がんセンター名誉院長である西尾正道先生は、長年にわたる経験からそのことを確信して、当時から意見を発信していましたが、なぜか世に大きく広まることなく今日に至っています。

とても残念なことです。

最近では、溜め切れなくなった放射能汚染水を、海洋に放出する話を進めようとしている人たちが目に付くようになってきました。しかし、西尾先生は、そこに含まれるトリチウムという放射線同位元素は、生体内で水素と同じ動きをすることから、あらゆる細胞の内部で遺伝情報をつかさどるＤＮＡに直接取り込まれてしまい、遺伝情報を破壊してしまう可能性があり、人類全体にとってとても危険であると指摘しています。

しかし、国の方針としては、安全基準を緩める方向にルールを改定（改悪）していくことがみえみえです。権力を握ると、不都合な真実を隠す人が多いのは周知の事実です。不必要に不安をあおるなといった意見で、正しいことを伝えようとする人の邪魔する動きも必ずでてきてしまいます。原発問題などで、本当のことを知りたい方は、YouTubeなどのネット検索で、西尾正道先生の正論に触れることができますので、ご参照ください。

# 第4章 私たちの治療方針

## 放射線治療にもっとも必要なこと

私たちがピンポイント照射を開発して、世界中の医学会で発表していた20世紀の終わり頃、放射線治療の世界では、もうひとつ別の新しい治療法を考案して研究するグループが、米国を中心に現れました。当時から進歩を続けている、コンピュータの技術を中核にすえた「強度変調放射線治療：ＩＭＲＴ」です。

この治療は、従来の放射線治療と比べて、正常組織への負担を減らすことにはつながっていると思います。しかし、病巣に対しての照射線量を増加させるところには到達できていないので、ＩＭＲＴの登場で新たに完治できるようになったがんというのは、多分まだないだろうと思います。それにもかかわらず、米国で広まった治療法というのは、なぜか日本でも自動的に広まる仕組みになってしまったらしく、最近ではこれが標準治療と考えられているようです。

また、陽子線《ようしせん》治療や重粒子線《じゅうりゅうしせん》治療というのも、そのアイデアは20世紀の半ばから論文発表されており、臨床で実用化されてから30年くらいになりますが、驚くような成果には出会ったことがありません。

このような治療の一番の特徴である「ブラッグピーク」は、陽子線や重粒子線が、身体の一定の深さになったところで突然強いエネルギーを出し、その後、急速に消滅するという現象のことなのですが、一人ひとりの患者さんは体型もがんの形状も違います。

さらに、病巣（腫瘍《しゅよう》）は、呼吸や消化管の蠕動《ぜんどう》運動やわずかな体動などによって、位置や形状が変化してしまいます。そういう変動的なものに対して、このブラッグピークの山をぴたりとあてはめるのは、現実には不可能です。

その上、がんというものは、肉眼で見えている範囲に留まっていることなどなく、顕微鏡で見れば常にその先まで浸潤して伸びています。

そのため、実際には、ブラッグピークの山を押しつぶして、その幅を広く薄くした形でしか現場では使えないのです。最大の利点を利用できていないのですから、この先も大きな期待は持てないと考えています。

30年近く前、私がハーバード大学に留学していた時に知り合った、ジェイ・レフラーという、世界的にも有名で優秀な放射線治療医がいます。彼がマサチューセッツ総合病院で陽子線治療のリーダーになってすでに20年以上になりますが、私の知る限り、がんの治療成績を向上させたという論文発表には至っていないと思います。

もしかすると、彼ほど優秀な放射線治療医でさえも、陽子線を使いこなすのは難しいのかもしれません。

放射線治療というのは、コンピュータの制御で、機械が勝手に動いて実行されるものだと、勘違いしている人が多いように思います。けれども、放射線治療は外科手術と同じで、確かな経験を豊富に持った人間が機械を上手に操ったときに、初めてよい結果につながるのではないかと私は考えています。治療を計画する医師も重要ですが、それ以上に毎日現場で作業する診療放射線技師の能力と技術が大切です。

## 無駄な抗がん剤治療はしない

抗がん剤の治療についても、自分の目の前で起きている事実を、ありのままに見つめているうちに、私は、「いわゆる標準的」な考え方とは全く違う方向に進んで来てしまいました。

私も20世紀のうちは、乳がんや肺がんなど多くのがんは、薬物療法をしっかり行うことで予後が改善し、完治率が少し高まるのではないかと勘違いしていました。しかし、それが間違いであったことにはっきりと気がついたので、今はいわゆる標準的な抗がん剤の治療は行わないという方針を貫いています。

一般的ながんに対して、抗がん剤は再発・転移までの時間を多少延長させることはあっても、完治率を向上させてはいません。前著の『抗がん剤治療のうそ』に詳述してありますので、よろしければご参照ください。

世間で認識されている以上に、「がん」ではなく「抗がん剤」で寿命を縮めている患者さんは多いのではないかと、私は考えています。抗がん剤から離れたことで、病状が改善していく患者さんを何人も診てきました。本書でもその一部を紹介させていただいています。

ひとつのクリニックの経験に過ぎませんが、抗がん剤に疑問を持っている方にとって、私たちの乳がんの長期治療成績を見ていただくと、「抗がん剤に頼らない治療で十分だ」「むしろその方がよい」という気持ちが強まるのではないかと思います。

ただし、すべての薬物療法に意味がないと考えているわけではありません。転移が全身に広がってしまってから、分子標的薬などの効果で、長期間寿命が延びている患者さんが確実にいらっしゃることを知っています。ですので、薬物療法を全否定する気持ちは毛頭ありません。

必要なとき、使うべきときには、ガイドライン一辺倒ではなく、個々の患者さんに見合った形で正しく使うべきだと考えています。

要するに、「無駄な抗がん剤治療はしない」というスタンスが大切だと思うのです。それこそが「明るいがん治療」にとっての薬物療法の在り方だと考えています。

## 私たちの治療方針と姿勢

私たちが早期ないし中期までのがんを治療する場合、できるだけ手術を避ける、できるだけ抗がん剤を避ける、できれば放射線治療だけで完治を目指す、という方針であることは、本書を手に取って下さっている方ならご理解いただいているのではないかと思います。

ここではさらに、遠隔転移を伴うような患者さんに対する放射線治療について、私たちの基本的な方針や姿勢についてお伝えしておこうと思います。

遠隔転移は、原発巣とは別の臓器にがんが転移することです。遠隔転移が見つかると、患者さんは４期と診断され、ほとんどのがん専門病院では、抗がん剤が標準治療になります。

それが高い効果をあげているのならよいのですが、副作用の割に治療効果は乏しくて、多くの患者さんにとっては、寿命を延ばすつもりが、むしろ縮めてしまっている場合の方が多いかもしれません。

拙著『抗がん剤治療のうそ』を読んでいただくとわかるのですが、抗がん剤がとびきりよく効くとされる乳がんの場合でさえ、抗がん剤で寿命が延びる人は全体の1割から2割しかおらず、残りの8割の人には、延命効果はありません。ましてや、抗がん剤で乳がんが完治する人など、ゼロではありませんが、1~2%程度もいればよい方だと思います。

放射線治療も、もちろん万能なわけではありませんが、私たちのクリニックを受診された患者さんのなかには、抗がん剤治療を避けて放射線治療を受け、全身の転移病巣を上手にコントロールしている人も見受けられます。

本書の患者さんの手記では、その具体例の一部を紹介していますのでご参照ください。

もちろん、全ての全身転移の患者さんに放射線治療が可能なわけではありませんし、治療を行う場合には、自由診療の治療費がかかってしまいますので、当方での治療を希望される方には、まず私自身が直接お会いして、患者さんの病状や全身状態を把握します。

そして、治療の可能性や期待できる効果などについてご説明した上で、患者さんが望まれた場合に治療を行っています。

一人ひとりの患者さんの病状はすべて異なりますので、治療方法や治療期間もみな異なります。治療効果もそれこそ結果論です。しかし、抗がん剤の治療ではどうにもならなかった4期の患者さんの中にも、放射線治療後、年単位で病巣が消えたままになった方が確実にいらっしゃいます。

遠隔転移を伴った4期の患者さんに対して、「治ることはありません」と断言されるところから始まる抗がん剤治療。たとえそれが世の標準治療だとしても、それを最善の治療だと考えてしまうのは、いささか軽率に過ぎるのではないでしょうか。

## 治療後の経過観察はとても大切です

がんという病気はすべて慢性疾患です。これは、どの部位に発生しようと、どのような進行度であろうと変わりません。ですから、しっかりとした治療を受けることと同じくらい、治療後にしっかりと経過観察を続けていくことが重要になります。どのような治療を受けた後でも、病気が完治しているのか、何かしらの形でぶり返してくるのか、これは経過を診なければ誰にもわかりません。患者さんの身体の中に、顕微鏡レベルのがん細胞が残存しているかどうかを調べる検査方法は、世の中に存在していませんので、がんが目に見えるくらいの大きさにならないと、再発・転移を見つけることはできません。

もしも病気がぶり返してきた場合に、何かしらの手を打つという前提でものを考えるのなら、特に放射線治療のような局所的な方法を検討に入れる場合には、比較的小さなうちに見つけたほうが、当然、治療の選択肢の幅が広がります。

最近は本当にたくさんの患者さんが、私たちのクリニックに治療を受けに来られるようになりました。しかし、以前と比べると、治療後に病状が改善していることがわかると安心してしまうのか、経過観察に熱心ではない患者さんが増えているような印象がありま す。これは望ましいことではありません。

何年たっても、必ず経過観察を続けてください。

# 第5章

## ピンポイント照射の治療成績

——乳がんを例にして

## 乳がんの５年生存率の比較

令和元年8月に国立がん研究センターから、全国のがん診療連携拠点病院で２００９年と２０１０年に診断された様々ながんの５年生存率が公表されました。乳がんについては２７７施設の集計がなされています。乳がんではガイドラインに従って、手術、放射線、薬物療法を組み合わせた標準治療が確立されていますので、そのような治療を受けた患者さんの、全国的な生存率のデータと考えられます。

一方で私たちは、標準治療を望まない患者さんに対して、「乳がんの手術の代わりにピンポイント照射」「薬物療法は行わないか、行う場合でも、放射線治療の期間中だけ、標準量の10分の1程度のごく少量」という、標準治療とは全く異なった治療を行っています。ですから、その生存率を比較することは、それなりに意味があると思います。とりわけ、これから私たちの治療を検討しようという方にとって、重要なデータになると思われますので、同じ期間の私たちの患者さんの5年生存率をステージごとにまとめました。

統計学の生存率には様々なものがありますが、ここでは国立がん研究センターのデータ

乳がんの５年生存率の比較

| ステージ | 1 | 2 | 3 |
|---|---|---|---|
| 全国のがん診療連携拠点病院 277 施設 | 95.3% | 91.6% | 75.8% |
| UMS オンコロジークリニック | 100% | 94.7% | 87.5% |

（令和元年８月　国立がん研究センター　がん対策情報センター
「2009 － 2010　５年生存率集計報告書」より）

に合わせて実測生存率、すなわち乳がんによる死亡も他の原因による死亡も含めた、実測の全生存率を示します。

シンプルに結果だけを見ると、1期から3期までいずれも私たちの患者さんの生存率の方が良好であるとわかります。

ただし、私たちの治療を希望される患者さんは、手術も抗がん剤も受けたくないという気持ちが強く、それを反映してか、患者さんの平均年齢が全国平均より少し若い傾向にあります。死亡原因を特定せずに全ての死因を含めていますので、その点から、私たちのデータは相対的に全国平均よりも少しよくなる可能性があると思います。

また、乳がんでは、治療後にかなり長い時間が経過してから再発・転移がでることがあるので、昔から、「5年間では本当の生存率を知ることにはならないだろう」という意見があります。それも妥当な考え方だと思います。

しかし、私たちは薬物療法を用いて再発・転移を遅らせるということをしていません。ですから、本当に賢い方なら、経過観察を延長しても、生存率の上下関係が逆転する可能性は、極めて低いと理解してくださると思います。

さらに、再発・転移が多いとされる若年性乳がんの比率も、私たちの方が全国平均よりも少し高いので、その不利を克服している可能性もあります。「治療後の生存率が高まる」と信じられて、抗がん剤治療が世界中で推奨されていますが、今回のデータ結果は、健全な猜疑心を持つ方にとって、それを疑う重要なきっかけになるかもしれません。

## 「ステージ1乳がん」の私たちの治療における長期成績

鹿児島でクリニックがスタートした2006年11月から、2016年11月までの10年間で、私たちが治療したステージ1の乳がんの患者さんは101名になりました。

年齢は26歳から79歳で40代が最も多く、日本全体の傾向と比べて、30〜40代の若い方の比率が少し高いことがわかりました。

また、ステージ1といっても、乳腺の中に2センチ以下の病巣（腫瘍《しゅよう》）が多発していて、ほとんどの外科医が温存手術ではなく乳房全摘手術を選択すると思われる患者さんも、10名含まれていました。

私たちが行っているステージ1の乳がん治療は、外科手術をせず薬物療法もなしで、独自に開発してきた放射線治療で完治を目指すという、世の中の標準治療とは全く異なるアプローチをとっています。

私たちのクリニックを受診する前に、他の施設で薬物療法を受けていた患者さんが2名いらっしゃいましたが、当方での治療とともに薬物療法は終了しています。また、放射線治療後に「なんとなく心配だから」と、ご自分の意思でホルモン療法を続けている方が2名ほどおられます。これ以外の方々は薬物療法の影響を受けていません。

日々の診療における経過観察で、相当よい成績がでているだろうと予想はしていましたが、今回の結果はそれを上まわるものでした。もともとの乳がんが縮小したのち、5年近く経過してから再増大した方が1名いらっしゃいましたが、いわゆる「局所再発」はこの1名だけでした。この方は再発後に友人の外科医に依頼して手術をしてもらい、今も元気でいらっしゃいます。

乳腺周囲のリンパ節に転移した方はひとりもいませんでした。そして、乳腺以外の臓器に転移した方もわずか3名のみでした。

このうちの1人は、1年3カ月後にPET‐CTで肋骨1カ所に反応があったので、CTで確認すると、その部位の骨が少し溶けていることがわかり、MRIでも造影効果が認められたので、単発の骨転移としてピンポイント照射を行いました。

これによって骨転移は消失し、それ以降、定期検査を続けていますが、それから2年近く新たな所見を認めていません。患者さんも望まないので、転移がでた後も薬物療法は行っていません。今も元気に過ごされています。


2人目の方は、2年後にPET‐CTで肝臓に転移が見つかりました。この肝転移は単発でしたので、ピンポイント照射で消しました。

さらに翌年、肝臓の別の場所にまた転移がでましたが、これも同様に消しました。

それからさらに2年して、最初の治療から約5年後に、また別の部位に肝転移がでました。3回目の肝転移です。これもピンポイント照射で消して約1年になります。

肝転移がでた後も薬物療法は行っていません。患者さんはとても元気です。

3人目の方は、治療から2年半たって胸膜に転移を疑う所見がでました。しかし、検査を繰り返しても大きくならなかったので転移かどうか判断できずに様子を見ていました。その後、初回治療から約5年で胸膜の病巣が明らかに増大したので、ピンポイント照射で消しました。

また、さらにその1年後、乳房の別の部位に新たな乳がんがでたので、これもピンポイント照射で消しました。

こちらの患者さんもご本人の希望で、転移がでた後も薬物療法は全く行っていません。この方は、日常生活に様々なストレスが重なり肉体的にも疲弊していた時期と、病気が悪化したタイミングが一致していました。

大勢の患者さんの経過を診ていると、日常生活の強いストレス、例えば長年にわたる献身的な親の介護などで疲弊して、それまで順調に経過していた病気が悪化してしまう方が時々いらっしゃいます。また、反対に、比較的進行した状態でがんが見つかったものの、それまでの生活を見直して、ストレスの少ない暮らしに変えたら、進行がんが治って健康を取り戻したという方もいます。ストレスと免疫の強い関係を感じさせる現象です。

これら以外に、乳がんとは無関係に大腸がんで数年後に亡くなった方、くも膜下出血でほぼ寝たきりになった方などはおられますが、現在まで乳がんによる死亡はゼロです。あくまでもステージ1の成績ですが驚くほど良好だと思います。

統計的にいうと、10年での再発・転移率はわずか4％ほどです。乳がんの全身転移で亡くなった方はいませんので、乳がんに限った生存率は10年で100％、他病死を含めても10年生存率は95％以上です。

患者さんたちから、「周りの人に『オンコロジークリニックで治療した』と話すと『とんでもない民間療法を受けた愚か者』というレッテルを貼られる」という話を聞くことが時々ありますが、これからは「世間の常識にとらわれない賢い選択のできる人」という評価がでてくるかもしれません。

また、私たちは鹿児島で治療を開始する以前に、所沢の防衛医大でも同様の乳がん治療を行っていました。その中にステージ1の方は10名含まれていて、その再発・転移率は10年で0％であったことを確認しています。

## マンモグラフィの落とし穴

この章の最後に、乳がんの検診や診断、経過観察でマンモグラフィが用いられていることについても、以前から考えていたことを述べておこうと思います。

乳がんは、紀元前から、というより人類の歴史とともに存在していたと思いますが、人々に認識されるようになったのは多分19世紀くらいであろうと思います。乳房という目視で確認できる部位に発生しますので、皮膚がんと同様に、画像診断が存在しなかった時代から診断が可能でした。この点が内臓のがんとは大きく異なります。

乳がんに対しては、目で見る「視診」と手指で触る「触診」しかできない時代が長く続きましたが、その次にできるようになったのがマンモグラフィです。ドイツのヴィルヘルム・コンラート・レントゲン博士によるX線の発見の直後から始まっています。以来、今日に至るまで、「乳がんの検査はまずマンモグラフィ」という発想が、１００年以上乳がん専門医の頭から離れません。

でも、少なくとも日本人の場合、これは賢くないと私は以前から考えています。実際、自分の患者さんに対しては、マンモグラフィを一度も撮ったことがありませんが、それで困ったことは一度もありません。無駄に痛い思いをさせずに済んでいます。

肺のX線検査で様々な病気が見つかるのは、肺の中は大半が空気で占められているからです。X線は空気中では吸収されずに直進しますが、血管や腫瘍《しゅよう》が存在すると、そこで吸収が起こり、そのため、フィルムに到達するときにX線の量に差が生まれます。これが「影」となって診断に役立つのです。

マンモグラフィの原理も同様で、空気の代わりに、X線の吸収が少ない「脂肪」の特徴を利用しています。乳房という臓器は脂肪組織が多いので、その内部に、X線を吸収しやすい腫瘍が発生すれば、肺と同じようにそこでもX線の量に差がでるため、マンモグラフィで影になって写るわけです。

30代の頃、ボストンのハーバード大学に留学していたとき、たくさんのマンモグラフィの画像を見ました。そして、それは乳がんの診断にとても役立っていました。なかには正常なリンパ節までマンモグラフィでくっきり見えてしまう患者さんもいました。

アメリカ人は、乳房の中の脂肪組織がとても多く、逆に、腫瘍と同じくらいＸ線を吸収してしまう正常な乳腺組織の少ない人が、とても多かったのです。

ところが日本に帰ってからマンモグラフィの画像を見せてもらっても、全くというくらい診断の役に立っていませんでした。日本人の乳房は、アメリカ人と比べて、脂肪組織が少なく、正常な乳腺組織が多かったのです。だから、乳がんであることがわかっている場合でも、その病巣が、マンモグラフィではっきりと確認できないことがめずらしくないのです。

こうして考えると、乳がんの検査に役立つ画像診断が、マンモグラフィしかなかった時代ならまだしも、超音波やＣＴ、ＭＲＩ、ＰＥＴ‐ＣＴなど乳がんに適した検査法がたくさんある中で、日本人に対してマンモグラフィを撮り続けることは、本当にむなしい作業だと思います。すでに日本中にマンモグラフィの装置が普及してしまっているからという理由で、漫然と使っているとしか思えません。

このように、日本人の場合、マンモグラフィでがんが見つかる可能性は低いのですから、マンモグラフィ検診で異常なしと言われたために、安心して、がんのしこりを放置してしまったら本末転倒です。病気を見逃すために検診したような話になりかねません。
乳がんの検診を受けるのなら、必ず熟練した医療従事者による超音波検査にするべきだと思います。

他にも、マンモグラフィは患者さんに大きな不幸をもたらしてしまう場合があります。他の画像検査と比べてマンモグラフィが唯一優れているのは、小さな石灰化を発見する能力です。微小石灰化というのは、おとなしい乳がんの特徴の一つですが、これを探そうと思ったらマンモグラフィが一番です。

他の検査では何も写らず、マンモグラフィで微小石灰化が確認された場合、乳管の中に、とてもおとなしい非浸潤がんが存在している可能性が高いことがわかります。それはもしかすると、一生治療しなくてもよいくらいにおとなしい非浸潤がんかもしれません。実際、本当に非浸潤がんだけなら乳管を破って増大することができず、転移もできないのですから生命に影響はありません。それなのに、非浸潤がんが見つかると、治療は乳房全摘出とされてしまうことが多いのです。

その理由は、非浸潤がんというのは、乳管の中をスルスル滑るように広がっていくことがよくあり、マンモグラフィの微小石灰化で見つかった病巣から、何センチも離れたところまでがん細胞が広がっていることがめずらしくないからです。だから小さながんだと思っても、手術は全摘が望ましいと推奨されてしまうのです。

微小石灰化で非浸潤がんと診断された場合、超音波などの他の画像検査でも、がんの範囲がくっきり確認できる場合には「がんのしこり」が存在しているわけであり、そこには浸潤がんも含まれている可能性があります。その場合は、しっかり治療した方が賢いと思います。

しかし、マンモグラフィで石灰化が見えただけで、超音波やＭＲＩなどの検査では「がんのしこり」が全く認められないのであれば、あわてて治療せずに、大きくなるかどうか、範囲が広がるかどうか、経過を見て考えるのが得策だと思います。変化がまったくなければ一生治療しなくて済むかもしれません。

けれども、がんと診断されてしまうと気持ちはあせり、つい標準治療の全摘手術を選んでしまうかもしれません。そのような場合、マンモグラフィさえ受けなければ余計な手術を回避できた可能性もあるわけです。そう考えるとやはり罪作りな検査法だと言えます。

マンモグラフィで微小石灰化が見つかり、顕微鏡検査で非浸潤がんと診断された乳がんの患者さんを大勢集めて経過を診ると、後から転移がでて命を落としてしまう患者さんもごく少数いらっしゃいます。この現象は、顕微鏡で見た部位が非浸潤がんだっただけで、本当は顕微鏡で検査されていない他の部位に、浸潤がんが存在していたのだと考えれば理解しやすいと思います。

「顕微鏡検査」などと聞くと、絶対的なものだと思ってしまうかもしれませんが、実際にそこで調べているのは、がんの塊のごく一部にすぎません。大部分の場所はまったく調べられていないのです。だから、本当は浸潤がんが隠れていても、検査されずに見逃されてしまうこともあるわけです。

このように、少なくとも日本人の場合、マンモグラフィは、見つけなくて済んだかもしれない「おとなしい非浸潤がん」を見つけてしまう可能性と、見つけなければいけない「浸潤がん」を見落とす可能性があります。また、検査自体が乳房を無理やり圧迫して痛みもかなり伴います。

そう考えると、近づかない方が賢明な検査だと私は思います。

# 第6章

# 治療後の身体づくりに大切なこと

## 放射線治療による皮膚炎などについて

最近は乳がんの患者さんが以前にも増して多くなり、放射線治療後の皮膚のケアなどについて、いろいろと心配なさっているという話を伺いましたので、それについて基本的なことをお伝えしておこうと思います。

まず、私たちが行っている乳がんの放射線治療は、基本的に2つの要素から成立しています。

ひとつは、ある程度広い範囲にあてる放射線治療です。

これは、「目に見えていない部位にも、多少は病気が隠れていることがある」という過去の経験に基づくものであり、同時に、目に見える大きさのがんを小さくする役割もあります。

もうひとつは、ピンポイントでしっかりと放射線をあてる治療で、これは外科手術の代わりに行っている治療です。

私たちの患者さんのほぼ全員が、この両方の治療を受けているわけですが、これを一緒にして考えてしまうと理解し難くなってしまいます。この2つの治療は、はっきりと分けて考える必要があるからです。

まず、広い範囲にあてる放射線治療についてです。

人間の身体のほとんどの臓器は常に新陳代謝をしています。もちろん皮膚や粘膜もそうです。通常、古い皮膚が垢《あか》になって脱落する分と、新しい皮膚が作られ補われる分とのバランスが釣り合っているため、人間の皮膚は常に同じような状態を保っているように見えます。しかし、顕微鏡レベルではいつも新陳代謝が続いています。

放射線治療を広い範囲に行った場合、古い皮膚が脱落するペースにはあまり変化はないのですが、新しい皮膚が再生するのを少し邪魔してしまうため、皮膚がただれたような状態になってしまう方が時々いらっしゃいます。放射線治療の効果を高めるために、ごく少量ではあっても、抗がん剤を併用すると、その程度は強まります。

元々、日焼けに強い人の場合には、このような変化は特に目立ったものにはなりませんが、皮膚が弱く、しかも新陳代謝による皮膚の再生能力が低い場合には、比較的強い皮膚炎がしばらく続くこともあります。

皮膚の新陳代謝を上げるのに有効な方法は、現在確立されているものとしては、全身に酸素を供給する「高圧酸素療法」しかありません。私たちが皮膚の状態を診て、皮膚炎が強いと思った場合には、この「高圧酸素療法」をお勧めしています。

もうひとつ大切な要素は、しっかりと栄養を摂ることです。新陳代謝を促すためには、良質なたんぱく質を十分に摂ることが必要です。細胞のほとんどはたんぱく質でできていますので、これをしっかり補わないと、新しい皮膚の再生が遅れます。

これらとは別に、皮膚の再生を遅らせてしまう要素としては、細菌感染があります。人間の皮膚の表面には「常在細菌」が無数にいます。通常の健康な状態の皮膚には特に問題を起こすことはありませんが、放射線による日焼けで皮膚の抵抗力が落ちていると、この常在細菌が皮膚に炎症を起こし悪影響をもたらします。ですから、皮膚を優しく清潔に洗うこと、また炎症を起こしてしまった場合には、必要に応じて消毒をすること、この2つがとても重要になります。

お風呂の湯ぶねは細菌だらけなので、沸かし立てだとしても、弱っている皮膚にはとても有害です。

また、汚い洗濯機で洗った下着を身に着けるのは、皮膚に雑菌を塗るようなものです。洗い立てだからきれいと思いがちですが、これも要注意です。

生まれつき誰の身体にも、新陳代謝をする能力がしっかり備わっていますので、皮膚を清潔に保って、良質のたんぱく質を十分に含んだ食事を摂っていれば、広い範囲にあてている放射線で受けたダメージからは必ず回復します。

ただ、新陳代謝の能力にも個人差があるので、回復が早い人と少し時間がかかる人がいます。いずれにしても、自分自身の身体で新陳代謝をする以外に、新しい皮膚を作る方法はありません。何かしらの薬をつけたから早く治るというものではないのです。

高圧酸素療法は、身体全体の新陳代謝を促すので、皮膚の回復に有効です。

もしかすると、将来ｉＰＳ細胞の研究が進んで、皮膚の再生を早めることができる時代がくるかもしれませんが、軟膏を塗ったり注射をしても再生を早めることはできません。

皮膚炎に対して、火傷につけるような軟膏を塗ったために、治るのが遅くなったという患者さんを時々お見かけします。逆に、皮膚科の薬で早く治ったと言う人がたまにいますが、それは、自分の力で自然に治るタイミングと、皮膚科を受診したタイミングがたまたま一致していただけです。

繰り返しになりますが新陳代謝を早める薬はありません。「清潔」と「栄養」と「高圧酸素」以外は、ほぼ役に立たないのです。

これが、私のクリニックでほぼ全員の患者さんが受けている、広い範囲にかける放射線治療によって起こる、皮膚炎に対しての私の基本的な考え方です。


次に、一人ひとり内容が異なる、ピンポイント照射の皮膚についての注意事項です。これは本当に一人ひとりが全く違う治療を受けていますので、とても一律に説明をすることはできません。

オンコロジークリニックでは、1センチ以下の小さな乳がんから、20センチにも及ぶ大きな乳がん、すでに皮膚を食い破って腫瘍から出血している乳がんの方まで、本当に様々な方を治療していますので、ピンポイント照射した皮膚への影響は、個々に検討するしかありません。

ただ、一般論として、皮膚がダメージを受けたとき、それは病院で薬をつけて治すというものではなく、「皮膚を清潔に保ち、栄養を摂って新陳代謝を促して治すものである」また、「必要に応じて高圧酸素療法を行うと有効である」という大原則は、広い範囲の放射線治療の場合と同じです。

また、ほとんどの患者さんがＰＥＴ‐ＣＴの検査を受けながら経過観察をしていますが、それに関係しての注意点も少し解説しておきます。

放射線があたると皮膚炎が起きるように、肺や筋肉、脂肪などの組織にもそれなりに炎症が起きます。皮膚と違って外からは見えないので、ＰＥＴ‐ＣＴの検査で指摘されて初めて気がつくことが多いです。この炎症も皮膚と同様に、放射線があたったところだけに起きて、時間が経つと新陳代謝によって自然に治ります。

ただ、皮膚よりも通常の新陳代謝が遅い組織や臓器なので、炎症も皮膚よりも遅れて出現してきて、遅れて治ります。細菌やウイルスが原因の炎症ではありませんので、治療は不要です。

むしろ、抗生物質を使って菌交代現象を起こしたり、ステロイドを使って訳のわからない炎症を引き起こすと、重症化させてしまうので危険です。

ＰＥＴ－ＣＴの検査が登場する前は、誰も気にもしていなかった自然に治る炎症で、通常は3カ月から半年で出現し、半年から1年で治まります。これについては、私は診察のときに「まったく気にしなくていい」とお伝えしています。

ただし、皮膚の場合と同じように、清潔を保ち栄養を摂ることは大切です。肺の場合には、汚い空気を吸わないということが清潔を保つことになります。いかにもホコリの多い場所には近寄らない、できれば自宅に性能の良い空気清浄機を置く、また、しばらくぶりにエアコンをまわした場合には、部屋中にカビが飛び散る可能性などを考慮してください。フィルターの汚れているエアコンや空気清浄機を用いることは逆効果になりますので、フィルターの管理はしっかりしましょう。

## 「免疫療法」の誤解

近年、オプジーボなどの免疫チェックポイント阻害剤が開発され、一部の患者さんには、ある程度の効果をあげています。それで、「免疫」という言葉が使われる頻度が増えたためか、「いわゆる免疫療法」を受ける方も増えているのではないかと思います。

私は、「免疫力」という生命に付随する不思議な能力をとても重要視しています。元気に生きていくためになくてはならないもので、がんが治るかどうかの重要なカギを握っているとも考えています。

しかし、これは「いわゆる免疫療法」の勧めでは決してありません。むしろ、私は免疫療法をあまり評価しておらず、自分から患者さんに勧めたことは一度もありません。40年近くがん治療医をやっていますが、これまで免疫療法を受けて、本当に良かったなと感じた患者さんを診たことがないのです。

これは抗がん剤やホルモン剤と大きく異なるところで、抗がん剤やホルモン剤の場合は、確率は低いものの、明らかに薬物療法によって寿命を延ばしている患者さんもいらっしゃいます。だから、必要だと考えた場合は、私たちのクリニックでも、効果を確認しながら使っています。

ただ、放射線や薬物療法で完治しない患者さんも大勢いますので、免疫療法を受けてみたいと希望する人には、ことさら否定することまではしていません。ですから、私が治療に関わった患者さんで、実際に免疫療法を受けた方の経過もたくさん知っています。

これまで診てきたほとんどの方で、私の免疫療法に対する評価は「功罪ともに認めず」でした。しかし、過去に数名、免疫療法を受けたことが大失敗だったと判断せざるをえない患者さんがいらっしゃいました。それまでの経過からは考えられないほど、短期間で驚くほどの多発転移が広がってしまったのです。

「いわゆる免疫療法」を受ける人が増えるにつれて、そのような残念な経過をたどる患者さんも増えている印象がありますので、医学的に警鐘を鳴らしておきたいと思います。

現在の医学では、免疫というものが解明しつくされていませんので、免疫療法という言葉自体にも、ブラックボックス的なニュアンスがあります。だから、そこにつけ込む不埒《ふらち》な輩《やから》もいるのだと思います。ここでは、はっきりしていることだけを解説しておきます。

免疫療法と呼ばれるものは多岐にわたりますが、大きく分けると、自分自身のがん細胞や血液などを材料とする本質的なものと、自身の身体と無関係な物質（医薬品や健康食品など）を用いて行うものがあります。がん細胞が一人ひとり異なることを考えますと、本来、後者は免疫療法と呼ぶに値しないと思いますが、なぜか世の中には氾濫しているようです。

私が知る、残念な結果になった方々は皆、自分自身のがん細胞や血液とは無関係な、何かしらの医薬品や健康食品を利用する療法を受けていました。それ以外にも、身体を温めたり冷やしたり揉みほぐしたりもしていたかもしれませんが、大きなマイナスの原因は、それらの医薬品や健康食品であったと考えています。

薬品にせよ食品にせよ、何かしらの物質が患者さんの体内に取り込まれると、様々な変化や反応を起こします。医薬品の場合は、メリットが主作用、デメリットは副作用と呼ばれます。健康食品はメリットである主作用が証明されていないか、もしくは乏しいから医薬品として認められないのですが、副作用がないという保証はどこにもありません。

私の患者さんの中にも、原因不明の肝機能障害や腎機能障害があって、健康食品をやめてみたら、それが治ったという方もいらっしゃいます。そうした場合、たいていは、勧めてくれた人も飲んでいて、とても具合がよいと聞いていたので疑いもしなかった、とおっしゃる方が多いように思います。

しかし、他人の身体と自分の身体は、同じではありません。

今回は、効果効能や副作用がはっきりしている医薬品を例にとって、何がいけなかったのかを解説しますが、健康食品にせよ栄養剤にせよ、基本的な理屈は同じだと思って下さい。


医薬品の副作用には2つのパターンがあります。ひとつは、長期間使用すれば誰にでも必ずといっていいほど生じるもの。もうひとつは、長期間用いても生じない人が多いが、一部の人にはひどい症状や変化となって現れるものです。

例えば、多くの鎮痛消炎剤は、長期に用いると皆が胃潰瘍《いかいよう》になってしまいます。だから、普通は胃酸を抑える薬を併用します。しかし、蕁麻疹《じんましん》や骨髄抑制や肝障害は、でる人にはでますが、でない人には全くでません。

また、抗生物質を使い続ければ、菌交代現象は誰にでも必ず起きますが、ショック、蕁麻疹、骨髄抑制などは、一部の人にしか生じません。普通の抗がん剤を使い続ければ、全員に骨髄抑制が生じますが、間質性肺炎は一部の人にしか生じません。

医薬品には取扱説明書が添付されていて、それを読むと、ほとんどの薬の副作用は、高頻度で発生するものと、稀《まれ》にしか発生しないものに分けて記載されています。高頻度に発生するものは医者も患者も注意しやすいのですが、稀にしか発生しない副作用が、むしろ「クセモノ」です。

通常、高頻度で起きる副作用は、主作用の裏返しのようなものであることが多く、稀にしか起きない副作用は、アレルギー反応が絡んでいることが多いと思います。このアレルギー反応の症状は、発熱や皮疹《ひしん》や骨髄抑制という形ででたりしますが、わかりやすく言うとこれは、普通の食べ物に「あたる人」と「あたらない人」がいるのと基本的には同じ理屈です。

そして、たまたま免疫力を低下させてしまうアレルギー反応が起きてしまった場合に、「病気が急速に進んでしまった」という、とても残念なことが起きたのだと考えています。

およそ医薬品と呼ばれるものの多くは、説明書を詳しく読むと、「白血球（顆粒球）減少症」や「リンパ球減少症」、「血小板減少症」などの骨髄抑制が副作用として起こりうるとされています。

骨髄は免疫の大事な工場です。医学的に調べられるのは数だけなので「減少」という表現にしかなりませんが、数の減少がない場合でさえも、質の低下が起きることはあると思います。

食品といえども結局は分子構造物です。薬品よりも頻度は低いかもしれませんが、このようなアレルギー反応は必ず一定の頻度で起きるでしょう。

医療施設で薬品を用いる場合は、副作用をチェックしながら投与されます。しかし、免疫療法は副作用がでにくいように少なめの量を使う場合が多く、患者さんが症状を訴えない限り、検査もなしに漫然と使用されてしまうと思われます。

そして、怖いことですが、免疫療法後にがんが進行していても、「無効」という判定にはなっても、「有害」という判定はされずに処理されてしまう可能性が高いのです。実際、私が経験した「やらなければよかった人たち」は、私の外来を再診するまで検査を受けておらず、がんが進行していることに気づいていませんでした。

がん治療で悩んでいる人は、どうしても気持ちが弱くなりがちなので、芳しくない話に引きずられやすくなってしまうかもしれません。しかし、免疫療法は、良い結果になる可能性がほとんどないのに、時々とても悪いことが起きているというのが現実です。

「免疫を高める」という謳《うた》い文句の薬品や食品の使用には、くれぐれもご注意いただきたいと思います。

## 高いエンゲル係数を目指しましょう

がんになると食事を気にされる方が大勢います。この30年間で乳がんや大腸がん、前立腺がんなどが日本人に著しく増加したのは、食事の欧米化によるものが大きな原因だと思います。

乳がんの患者さんでも、動物性のタンパク質を控えたり、乳製品を摂らないように注意している方もたくさんいます。しかし、治療中も治療後も、栄養不足は禁物です。良質なタンパク質を十分に摂取することが基本です。

日本人の平均寿命がグンと延びたのは、タンパク質をしっかり摂れるような食生活になってからです。

江戸時代、農民の平均寿命はかなり短かったのですが、事件に巻き込まれない限り身分の高い侍の寿命は決して短くありませんでした。これは、栄養のある物を食べていたかどうかの違いです。

明治や大正の頃も、平均寿命は50歳に満たなかったですし、昭和になっても人生50年といわれていました。もちろん衛生状態が今とは異なるので、周産期死亡や愚かな戦争の影響もあったでしょうが、栄養のある物をしっかり食べられる人が少なかったことが最大の原因だと思います。

植物性のタンパク質や魚介類、また、肉は牛や豚以外ならOKという場合は、鶏のささみや卵の白身でもよいですからきちんと食べましょう。タンパク質をしっかり摂らないと、治療中に白血球が減ったり、貧血が進んだりしやすくなります。当然、免疫力も低下します。

できるだけ健康な生活を送るためには、旬の野菜などからビタミンやミネラルもバランスよく摂りましょう。

便秘しないで腸内環境を整えることもとても大切です。それまでの食生活があまりに脂肪過多、カロリー過多であった人が、食事制限をして健康になった例はしばしば目にします。しかし、もともと健康に気をつけて食事をしていた人がさらに粗食にすると、逆効果になる危険性があります。

もうひとつ、日本人にがんが増えた最大の原因は、土や水が汚れてしまったことだと考えています。高度経済成長以降、食料を大量生産するために農薬、抗生物質、ホルモン剤などがたくさん使われるようになりました。ゴルフ場などでは除草剤も散布されているでしょうし、産業廃棄物の処理なども含めて、工場からの煙や廃液に何が含まれているのか、本当のことはよくわかりません。この30～40年間で、有害な化学物質が地球上に広くばらまかれたことは明白です。地球が持つ自浄作用ではとても追いつかないだろうと思います。

また、別の意味でも食の安全についての心配は尽きません。私たちが個人レベルで遺伝子組み換え食品などに気を配ったとしても、農作物に与えられる肥料や家畜の飼料まで調べることは難しいですし、天然物の魚でも、養殖のいけすの近くにいたら餌は同じです。大量の牛乳を生産するために女性ホルモンが餌に混ぜられたり、早く動物を育てるために成長ホルモンが飼料として投与されることもあるようです。そもそも、食品偽装されてしまったら消費者は手も足も出ません。

真の解決策など到底思いつきませんが、私自身はエンゲル係数の高い生活を目指そうと思っています。

もともとエンゲル係数は、低ければ低いほど、より文化的な生活を送っているという指標として提案されたものです。しかし、よく考えてみると「心からおいしいと思って食事をすること」以上の幸せは、日常生活の中にあまり見当たらない気がします。

本当に欲しくてたまらない物を手に入れる喜びは確かにあると思いますし、どうしても訪れたい場所や体験したい事柄もあるでしょう。けれども、本当に好きな物、本当に大切な物には限りがあるはずで、もっともっと欲しい、いくらでも欲しいというのはちょっと違うような気がします。

それに比べたら、「素材のよい、おいしい食事」を摂ることは、心にも身体にも幸せを与え、「今日食べた物を材料にして、明日からの自分の身体を創る」という、人間が生きる上でとても大切な役割を果たします。

だから、より安全で安心で、しかも旬にこだわった食材を求めて、「少し食べ物にお金をかけてエンゲル係数を上げる」

現代ではこれこそが、最も健康で文化的な生活ではないかと考えています。

# 第7章

# オンコロ的奇跡の連鎖

## ——患者さん手記

Note
# 01

## ピンポイント照射　鹿児島の治療

A・F

今年（2009年）の2月に鹿児島のUMSオンコロジークリニックでピンポイント照射を受けてきました。

私は4年前の乳がん初発の際、再発予防の放射線治療をがんセンターで受けました。その時は胸にマジックで印を付けたので、汚れても大丈夫な服しか着ることができませんでした。もちろん服を脱いで治療を受けました。

植松先生のピンポイントの治療では、驚くことに服を着たまま、ブラジャーもつけたまま、着替えもせずに受けました。

毎回CTを撮り、腫瘍《しゅよう》の位置を正確に確認しているので、印をつける必要がありません。高い技術があってはじめてできることだとは思いますが、治療している感覚はなくとても楽でした。服を脱いで手術痕を見られるというのは、女性としてはやっぱり抵抗があるので、服を脱がずにできるというのはとても嬉しいことでした。

1回あたりの治療にかかる時間は20分ぐらいです。ただ台に横になるだけで終わりです。入院の必要がないので、病気で治療をしに来ているということを忘れてしまいそうでした。

治療中一度ゆっくり先生とお話しさせていただきました。服を脱がないことにとても驚いたと伝えたら、「患者さんのストレスになることはしない」「ストレスが病気にとても悪い。同じ治療をしてもストレスがあるとないとでは、結果が違ってくると思う」と言われました。

治療の可否については、数とか大きさではなく、患者さんの全身状態、病気の状態、経過などを総合的に考えて、先生の20年以上の経験から、患者さんにとって治療が役に立つと判断した場合にはするそうです。

治療日数については、人それぞれの病状によるので、人によって違うとのことでした。

他にも日本の医療の問題点など、いろんなお話を伺うことができて、私にとってはとても貴重な経験をさせていただきました。

私は2004年の9月に乳がんの告知を大学病院で受け、がんセンターに転院しました。

リンパ節転移もありトリプルネガティブだったため、半年間の術前化学療法を受け、翌4月に手術を受けました。術後すぐに再発予防の放射線治療を受け、その後無治療になりました。

そして術後1年の検査で胸骨傍《きょうこつぼう》リンパ節、鎖骨上リンパ節転移が見つかりました。主治医は腫瘍内科医でしたので、抗がん剤を勧められましたが拒否しました。

再発してからの3年間に動注化学療法を3回しました。そのほかの治療は受けていません。再発がわかったとき放射線治療も考え、がんセンターで聞いたところ、「術後の放射線治療と場所が近く、できない」と言われました。そこで他の病院で動注化学療法を受けることに決めました。

動注化学療法は、腕や鼠径部《そけいぶ》から腫瘍のある場所までカテーテルを入れて、抗がん剤を注入する治療です。点滴とは違い、局所に大量に薬を注入できるので、全身のダメージは少ないし腫瘍そのものには効果が期待できると思います。

しかし点滴ほど楽ではありません。鼠径部から入れた場合は、出血防止のため長時間動くことができず、トイレに行けないのが困りました。

動注にはあまりないと言われていた副作用もありました。点滴の時ほどではありませんでしたが、2日ほど吐き気とふらつきで寝込み、少し脱毛もありました。

私の場合、治療の後遺症で抗がん剤が漏れて肺がつぶれたり、細胞が壊死したりということもありました。

1回目に動注をしてPETを撮ったところ、変化はほとんどなかったのですが、効果がありそうだったので再チャレンジしました。2回目の動注後のPETでは、胸骨のリンパは消滅。鎖骨の方は若干の集積はありましたが、かなりの減弱という結果を得たので様子を見ることにしました。

時々検査をしていましたがあまり変化がなく、その間は丸山ワクチンや安価な顆粒の漢方薬を飲んでいるだけでした。しかし、1年半後に撮ったPETで少し集積が強くなっていることがわかり、3回目の動注をすることにしました。

その頃、そろそろ次の手を考えておきたいと思い、ある先生のセカンドオピニオンを受けました。

「放射線治療はどうでしょうか」と聞いたところ、「4次元ピンポイントなら今あるものは消える。ベストは鹿児島のオンコロジークリニック」と言われました。その時はもう動注を受けることになっていたので放射線は考えず、動注の治療を受けました。その後8カ月放置していましたが、去年の年末に撮ったPETで若干集積が強くなっていたのがわかりました。

そのまま無治療で様子を見ようかとも思ったのですが、無治療でも他の場所には新たな転移がでていなかったので、去年の4月に受けたセカンドオピニオンで「局所の治療で根治の可能性もある」と言われた、植松先生のセカンドオピニオンを受けることにしました。そこには主人も一緒に行ってもらいました。

そこで、植松先生から「今あるものは90％以上の確率で消える」と言われました。しかし自由診療のため、高額な費用がかかってしまいます。今あるものは消えてもすぐに他にでてくる不安もあります。旅費もかかるし、パートの仕事も2週間も休まなくてはいけません。わりと軽い気持ちで値段もよくわからない状態で行ったので、即決することはできずに家に帰りました。

いろいろ考えましたが、主人が「やってみたら」と背中を押してくれたのでチャレンジすることにしました。

主人は、「90％以上の確率で消える」とおっしゃった先生の自信と、「サービス業ですからお待たせしません」という言葉に驚いたと言っていました。

会社もこの不景気で仕事が激減して休みを取りやすかったこと、大学生の娘が春休みで家事もなんとかなりそうだったこと、それに今のところ他の場所に転移がない。そして主人も賛成して、協力してくれる。ピンポイントをやるなら条件がそろっている今だと思い、治療を受けました。

先日ピンポイント放射線治療後3カ月でPETを受けた結果、腫瘍が消えていることがわかりました。他の場所にも今のところ異常がありませんでした。本当にホッとしました。もちろん油断はできませんし先のことはわかりませんが、これからも何かあったらそのつど真剣に考え、自分らしく治療していきたいと思っています。

## 【2017年9月　追記】

前記は2009年にリンパ節転移をオンコロジークリニックで治療後、患者会ソレイユの会報（2010年）に体験談として載せていただいた原稿を少し書き直したものです。

（ソレイユは会長が80歳を迎えたのを機に2013年に解散しました）

転移の治療は誰にも正解がわからず、ましてや医学的な知識も乏しい私は、右も左もわからない状態でした。

私はトリプルネガティブで抗がん剤が効かず、それでもなんとか治りたくて、患者会で相談し、セカンドオピニオンを受けるうちにオンコロジークリニックに辿り着きました。

術後1年のエコー検査などで、胸骨のリンパ節に転移が疑われましたが、当時のがんセンターの主治医から、「CTを撮るのに3カ月先まで予約がいっぱいで撮れない」

と言われ、確定診断されないまま「様子見る？　抗がん剤やる？」と言われました。私は3カ月もCTを撮るのを待っていられないと思い、自分で他の病院に行きCTを撮ったのですが、何も写らず、念のため別の病院で受けたPETで、胸骨傍リンパ節と鎖骨上リンパ節の転移が見つかりました。

初発の術前に、当時の標準だった強力な抗がん剤治療を受けました。完全脱毛や吐き気など、かなり辛い副作用があり引きこもり生活を強いられました。その当時知り合った再発患者が、抗がん剤治療を受けても次々と亡くなっていくのを見て、抗がん剤で辛い思いをしても助かることは難しいということを痛感しました。あの辛い副作用を我慢しても私の場合はいい結果がでるとは思えず、たとえ命が短くなったとしても普通の生活を少しでも長くしたいと思いました。

そこでがんセンターを離れ独自の治療をしてきました。患者会で動注化学療法をしてくれる先生を教えていただき、肺転移発覚後はセカンドオピニオンを受けた先生に診ていただくことにしました。

リンパ節転移をオンコロジークリニックで治療した1年後に肺転移して生命の危機を感じました。

やはり全身の治療をしなくては意味がないのかと迷いました。確率は低くても試していない抗がん剤で効く薬があるかもしれないと淡い期待をし、初めは副作用の軽いものから試そうと、ゼローダやTS－1を2カ月だけ試しましたが、効くどころか増大してしまいました。この先、私に効く薬がでてこないという断言はできませんが、これまでの経験から、私には抗がん剤は効果がないと確信をしました。

効くのなら多少の辛さは我慢できるかもしれませんが、私は副作用が強くて過ぎて耐えられないので、効かないことにある意味ほっとしました。

友人で、大きながんが術前治療で奏功した人や、何年も分子標的薬の抗がん剤をして延命している人、副作用が軽い人がいるので、抗がん剤をすべて否定するつもりは全くありません。

私は抗がん剤治療に見切りをつけて、肺転移もオンコロジークリニックで治療していただき、7年半の寛解を得ることができています。セカンドオピニオンの先生から「極めて稀な大当たりを引き当てた」というお言葉をいただきました。本当にラッキーだったとしか言いようがありません。

私の場合、初発の標準抗がん剤治療を受けたことは、正解ではなかったかもしれませんが後悔はありません。やったことによって、自分には効果がなかったということがはっきりとわかったからです。動注治療を含め、すべての治療は自分でよく考え、納得して受けたので全く後悔していません。

がんは人生観をも変えてしまうほどの辛く苦しい体験ではありましたが、得たものも多かったです。

今元気でいられるのはＵＭＳオンコロジークリニックで治療していただいたからです。

本当に感謝しております。ありがとうございます。

【植松　注】

標準治療から離れて病状が改善した、ステージ４の乳がんの患者さんです。

標準治療を続けることに疑問を持つ方の参考になると思います。

以前、ある地方の乳がん研究会で、拙著『抗がん剤治療のうそ』の内容について講演した際に、乳がん専門医で、乳がん学会でも中心人物として活躍されている方と話し込んだことがあります。その方はもちろん「標準治療」を肯定していたわけですが、私に対してこう言われました。

「植松先生も転移がでてしまったら、もうその患者さんは治せないと認めますよね。私も30年以上乳がんの患者さんを治療していますが、転移がでてから治療して治ったと思われる患者さんは1人しか経験していません」

この専門医は、乳がん一筋に何万人という患者さんを診てきたのだろうと思いますが、この台詞が、転移に抗がん剤治療で対応した場合の実態を、ストレートに表現していると感じました。

乳がんで転移がでてから当方を受診されて、抗がん剤に頼らずに完治しているように思われる患者さんは、1人や2人ではありません。ですから、私たちの治療方針が、どんなに標準治療とかけ離れていようと、標準治療を尊重する気にはまったくなれません。

# Note 02

## 5回の再発・転移を乗り越えた……私の父

Y・A

私の父は、69歳の時に大腸がんが見つかった。すぐに手術で摘出したものの、術後に「リンパ節への転移も認められステージ3の状態でした」と当時の主治医から言われたことを今も覚えている。

手術後には、再発・転移の予防のため抗がん剤治療を受けたが、副作用で臭覚が消失したため1年間で終了。

以降、抗がん剤はすべて拒否している。しかし、手術から2年もたたないうちに左肺へ2カ所の転移がPET検査で発覚。これを再び手術で摘出した。この2回目の手術後は、寒い冬で体の回復に時間がかかり、こたつで苦しそうに療養していたことを鮮明に覚えている。

しかし、その1年3カ月後には、再び左肺に転移がんが見つかった。〝摘出しても摘出しても〟次から次にでてくる〝転移がん〟。「今度も手術をするのだろうか？　体を傷つけると回復に時間がかかるから、かわいそうだ」と思っていたら、別の治療法を見つけてきた。それは、全国に先駆けて、鹿児島でできる放射線治療だった。

この治療については、地元放送局のニュース番組で特集をしていた。その施設（UMSオンコロジークリニック）で、父が最初に肺転移の治療をしたのが、2008年の2月。「初めての治療で少々不安はあったが、全く痛みもなかった」と父。

その後、3カ月後には、怪しいと言われていた右肺の腫瘍が増大して転移がんと診断。その7カ月後には左肺の別の部位に転移がんが見つかり、そのたびに放射線治療にお世話になった。

病院に入院すると、日常生活が制限され何かと不自由だが、自宅から自分の運転で通え、自分のペースで治療を受けられることはとても有難かったのかなと思う。〝母の作る手料理〟や治療中にもかかわらず楽しめた〝晩酌の焼酎〟も、薬だったのかもしれない。

そして、2008年10月の3度目の放射線治療からすっかり元気になった父は、持ち前の前向きな性格を取り戻し、地域の活動に再び参加するようになった。その活動の中でストレスがかかったのか、４回目の再発から2年6カ月たった２０１１年４月、今度は右肺の別の場所と鎖骨の横のリンパ節に転移がんが見つかった。実に5回目の再発だった。リンパ節に広く放射線をあてたため、１カ月に及ぶ治療を受けたが、持ち前の気力と体力でなんとか乗り切った。

それから6年。今も毎年、ＰＥＴ検査を半年ごとに受けているが、もう、父の体から、がんはでてこない。

父は今、82歳。高齢で、右腕の動きは悪くなったものの、結婚して55年になる母とたまに口喧嘩をしながら好きな庭いじりをし、そして２人の孫の成長を何よりも楽しみにしながら、平穏な日々を送っている。

もしも、２回目の肺への転移の際、体に負担が大きい手術や抗がん剤治療を選択していたら、その後、３回にわたる再発を乗り越えられただろうか？　体に優しいがん治療を選択し、5回もの再発を乗り越えて、今をしっかり生きている父を誇りに思う。

「5回目の再発から6年。がんの再発・転移もなく、これからも感謝の心をもって、生きていきたい」

お父さん、これからもお母さんと仲良く明るく頑張って！

【植松　注】

遠隔転移がでてしまうと抗がん剤の治療しかないと言われてしまう、本当に偏った、奇妙な世の中になってしまってから久しいですが、20年くらい前まで、大腸がんの肺転移や肝転移には外科手術がよく行われていました。そして、1カ所、2カ所くらいの転移なら、その後に新たな転移がでず完治する患者さんも結構いたのです。この患者さんは1、2カ所どころか、全部で計7カ所の転移病巣を治療した後、6年以上どこにも転移がでていません。

標準治療の名のもとに抗がん剤を続けている方には、おそらく起こりえない経過ではないかと思います。

# Note 03

## 友人たちから「奇跡だね！」って言われています

K・N

２００８年春、一人息子の中学入学前、私に乳がんが見つかりました。手術を受け、標準的な抗がん剤の点滴治療を半年間、その後はホルモン剤の内服治療を継続していました。２０１０年になり血液検査で腫瘍マーカーＣＥＡが基準値を超えてきたのでＰＥＴ検査を受けたところ、３カ所の骨転移が見つかり、ゾメタ点滴で治療することになりました。「がんがどんどん進行したら……この先どうなっていくのだろう。息子が20歳になるまでは元気でいたいな……」このまま標準的な治療だけ続けることに不安を感じ、主治医に相談し、セカンドオピニオンで、あるクリニックの免疫療法と温熱療法も受けることにしました。

１クールの治療が終わり、腫瘍マーカーＣＥＡの数値が少し下がったので効果に期待しましたが、翌月にはまた上昇……。骨の転移も消失することなく、むしろ少し増大していました。免疫療法と温熱療法をこのまま続けるか迷っていた頃に、夫が知り合いのTさんから「鹿児島にあるオンコロジーのピンポイント放射線治療が良い」という話を聞き、夫は私にオンコロジーでの治療を勧めてくれました。

そして、2010年11月にUMSオンコロジークリニックを受診し、植松先生にお任せすることになりました。

2週間、鹿児島に滞在しながらの放射線治療。私服そのままで放射線治療を受けられることに、初めは驚きましたが、着替えなくていいのは楽だし、放射線技師さんたちも白衣でなくYシャツ着用で、オンコロジーの治療スタイルは無駄がなく重い気分にもならず、患者だということを忘れさせてくれてよかったです。毎日の放射線治療は待ち時間合わせても30分ほどだったので、1日のほとんどを、鹿児島観光や、ショッピングしたり、映画鑑賞したり。自由気ままに時間を使えて主婦の私にとって、とてもリフレッシュできた2週間でした。

そして治療後の経過は、腫瘍マーカーCEAが毎月徐々に下がり基準値に。その後のPET検査では骨転移が3カ所とも消失していました。「よかった！　私にオンコロジーの治療はあっている」そう思いました。骨転移が消失したので、ゾメタ治療は必要がなくなり、やめることになりました。その後は、ホルモン治療だけは継続し、毎月の腫瘍マーカーＣＥＡの動きを見ながら定期的にＰＥＴ検査しています。そして別の箇所に新たに骨転移が出現したら、その度、鹿児島に滞在しながらオンコロジーで放射線治療を受けてきました。

１回目が２０１０年11月、２回目が２０１２年３月、３回目が２０１２年10月、４回目が２０１３年４月、５回目が２０１４年６月、６回目が２０１４年12月、７回目は間があいて２０１７年11月。

これまで7回の治療で、計25カ所の骨転移を治療し、消失させてきました。乳がんの手術を受けてから9年余り、骨転移に対する放射線治療をオンコロジーで始めてから7年以上経過しましたが、日常生活に支障も無く、毎日私は元気に過ごしています。

中学生だった息子も今、大学４年生。就職も決まり春には社会人になります。もしも、この先また新たな転移が見つかったとしても、最初の頃のような不安は、もうありません。鹿児島でリフレッシュしながらオンコロジーの放射線治療を受ければ消失することが、身をもってわかっているからです。私の乳がんのことについて経過を知っている友人たちから「奇跡だね！」って言われています。

私に奇跡を起こしてくれた信頼する植松先生、オンコロジーのスタッフの皆さん、オンコロジーを紹介して下さったTさん、支えてくれている家族、いつも私の力になってくれて鹿児島のオンコロジーに行かせてくれた夫。

ほんとうに感謝しています。

【植松　注】

骨転移に対して、オンコロジーで治療を継続している、乳がんの患者さんからの手記です。

最初の乳がんの治療の際には、抗がん剤の「標準治療」をフルコースで受けられました。骨転移がでてからもホルモン療法は継続しておられますが、残念ながらそれで骨転移が止まるわけではないので、時々オンコロジーの放射線治療も受けていただき、すでに7年以上のおつきあいになりました。

転移がでてからも、この方のようにゆったりとした納得のいく時間を過ごされる方ばかりだと本当に良いのですが、実際にはオンコロジーで治療を続けても、それ以上に早く転移が広がってしまい、あまりお役に立てないことも多いのが現状です。
それでも、抗がん剤で体力を奪われるような治療を続けてしまうと、この方のような経過をたどることはまずないので、一度抗がん剤治療を受けたことのある患者さんの転移に対しては、抗がん剤は使わないほうがよいと思います。

この手記を書いてくださった患者さんも、完治しているわけではないのですが、抗がん剤を続けていたら、このような平穏な経過にはならなかっただろうと思います。この方は、その後も骨転移が続き、すでに50カ所ほど、ピンポイント照射を受けていただいています。

がんという病気の経過は、がん細胞自体の「タチの悪さ」と、患者さんの持つ「がんと闘う力」のバランスで決まります。抗がん剤治療後の転移は、抗がん剤が効かなかったがん細胞の仕業なのですから、絶対に薬剤で自分の免疫力を低下させてはいけないと思います。

Note
# 04

## 前立腺がん　骨転移からの生還

Y・M

私は１９３６年６月生まれの81歳であります。

２００９年１月から２月にかけてＵＭＳオンコロジークリニックにて第３及び第７肋骨、仙骨、恥骨等に転移してしまったステージ４の前立腺がん（Ｔ３Ｎ０Ｍ１）の治療を受けました。以来２０１９年11月の今日に至るまで前立腺も骨も含めてがんの再発は一切無く、治療による副作用及び後遺症も皆無にて日常を楽しんでおります。

放射線治療を挟んで、２００８年の４月から２００９年の12月まではホルモン療法も受けましたが、２０１０年からは全くの無治療で８年間、健康に暮らしています。放射線治療の前年２００８年５月に初めて植松先生にお目にかかったのですが、それまでの経緯を以下に略記します。

２００７年２月：在住の東京都多摩市のクリニックにてＰＳＡ値（prostate-specific

antigen）が6・1と高めであることが判明。
5月：同クリニックで再測定したところ8・3と上昇していた。
6月：同クリニックでの測定諸結果及びMRI検査結果を持参の上、都下K大学附属病院にて受診。

臨床検診では明らかにがんである旨の診断を下されたが、続く生検による検査で、がん細胞が一つも認められなかったとのことにて無罪放免となる。

なお、この時、生検に先立つ臨床診断において臨床医から「がんは悪性の懸念があり、1年これを放置した場合、即ち1年後の検査であれば間違いなく骨に転移していたであろう。あなたは誠にラッキーであった。ただちに治療を開始しよう」とのコメントがあった。にもかかわらず、病院は生検の結果を優先。これを結論とした。

私としては納得いかず、臨床医を通じて生検結果の差し戻し、再検査・再検討を申し出たが聞き入れられなかった。

11月：成り行きに不安を感じていたので、前述のクリニックにてPSA値を測定したところ12・56にはね上がっていた。

2008年3月：都内K大学病院に検査入院。生検12カ所中6カ所からがん細胞が確認される。前立腺がんと診断。

4月：MRI、CTスキャニング、骨シンチグラフィティー等検査を受け、骨転移が確認される。（先の都下K大学附属病院　臨床医の診断が正しかったことが実証された）この時点でPSA値は24・9に上昇していた。

内服（カソデックス）及び注射（ゾラデックス）による治療開始。（骨転移のため、外科手術による治療は不可）

5月：セカンドオピニオンを求めて、上京された折の植松先生に会う。即日お世話になることを決める。

5月：PETセンターにてPET検査。前立腺がんの原発巣と4カ所の骨転移を確認。ホルモン療法のため放射線治療開始を2009年1月とする。

少し長くなりましたが、以上がUMSオンコロジークリニックで、植松先生と福井さんはじめチームの皆さまにお世話になり、助けていただくまでの経緯であります。既述いたしましたように、私の場合、がんと診断された時点で大きく分けて3つある治療選択肢の中、外科手術は除外せざるを得ませんでした。実は転移が判明していない２００７年の時点では、小線源放射線治療が念頭にあり、外科手術に対してはあまり熱心ではなかったように思います。

残る2つの選択肢の中、内服薬・注射等による治療につきましては、個人的に恐怖心と言いますか、アレルギー症状が先だってしまい飛びつくことができませんでした。多岐にわたる副作用・後遺症が恐ろしいからです。がんの種類により、薬の種類により、同じがんでも、個人により苦しみや困難は様々で、場合によってはがんそのものの辛さに匹敵するとさえ見聞します。クオリティオブライフは相当低下するのではないでしょうか。

それに、素人ゆえ詳しくはわかりませんが、薬物治療では、薬を使い続けても治らない場合、薬の強度を増していかざるを得なくなるのではないでしょうか。そこにはどうしても不安や恐怖を払拭することができません。ここに至って放射線治療が唯一の頼みの綱となりました。

私ももちろん放射線治療に対する不安はありました。特に、薬物療法に依る場合と同じ様に、患部以外の健康な臓器に及ぼす影響については心配でありました。

2008年5月3日、何の縁やコネも無く、誰の紹介も得ずに、植松先生とお目にかかることができ、ご説明を聞くに及んで、たちどころに私の懸念は一掃されました。

●4次元、つまり時間の次元を取り入れることによって、臓器の動きによる誤差を補正でき、ピンポイントにより精度を持たすことができる。よって周囲の正常な臓器にダメージを与えることが少ない、次元の高い副作用・後遺症対策となる。

●治療はチームワークであること。いくら医者の診断・治療方針が正しくとも、実際ことにあたる放射線技師の方々の技術・技量が伴わなければ優れた治療はできない。

また、コンピューターをはじめとする技術・機械・機器の進歩はめざましく、これに依るところは大ではあるものの、最後の決め手となるのは結局の所、人の力、人の技術であること。これを飛行機の操縦を例にとって話されました。

「離陸して安定飛行に入れば機器に任せても良いが、離陸及び着陸の操縦はパイロットの腕に依るところとなるということです」と。

現役時代、半導体関係の優れたエンジニアの方々とお話しする機会の多かった私にとって、これらの植松先生のご説明・お考えはいちいち腑に落ち、納得のいくもので、即座にお世話になることを決定することができました。心細いがん患者にとって、正に福音でありました。

教育や口コミを通じて、もっと多くの人々が放射線医学や治療について正しい理解を持つことを願ってやみません。ＵＭＳオンコロジークリニックをはじめとして、日本国中の放射線医療がもっともっと発展することを念じています。

臓器によるものでしょうか、私の場合、がん治療が全く大変なものではありませんでした。実に感謝のほかありません。私は例外的にラッキーであったのでしょうか!?

【植松　注】

手記をお寄せくださったのは、多発骨転移を伴っていたステージ４の前立腺がんの方です。

２００７年から２００８年にかけて治療前のＰＳＡの上昇速度が速く、前立腺がんとしてはタチの悪い部類に入ると思われ、しかも骨転移があったのに、その後の治療により10年以上再発・転移なく、おそらく完治していると思われます。

最初の病院で細胞の検査がうまくできず、結局「がんではない」と誤診されたこともあり、治療が遅れてしまい、確診がついた時には、すでに骨転移が認められていました。

ステージ4なので、ホルモン療法から始めるのはごく自然な判断です。多くの場合、おどろくほどホルモン剤が効いて、あたかも、病気が治ってしまったかのような錯覚に陥るのが前立腺がんの特徴ともいえます。

しかし、ホルモン剤がよく効いてくれるのは2、3年までのことが多く、5年以上効いている人はまずいません。一般に、ホルモン剤が効かなくなると、タキサン系の抗がん剤治療を勧められてしまうことが多いのですが、これは逆効果だと思います。PSAの値はしばらく下がることが多いのですが、前立腺がんの場合は高齢者が多いので、抗がん剤のダメージを引きずってしまい、寿命はかえって短くなってしまいます。

この方は、自らの判断で放射線治療を選ばれ、成功に繋がりました。骨転移が4カ所もあったのに、治療終了後、無治療なのに5カ所目がでてこない、つまりステージ4なのに完治したと思われるケースは、オンコロでは時々あることですが、通常の抗がん剤治療を選んでしまうと、まず起こりえないだろうと思っています。

また、ホルモン療法を1年半でやめてしまうのも、ガイドライン的には不適切なのでしょうが、どうせいずれは効かなくなるわけですから、早めにやめてしっかり経過を診る、必要になったら再開するという選択肢が世の主流でないことが、むしろ不自然に思われます。

Note
# 05
## 82歳で大腸がん、しかもステージ4になるなんて……

S・K

もともと便秘がちだったのですが、2010年6月に腹痛がひどくなり、お腹もずいぶん張るので病院に行くと、「上行結腸《じょうこうけっちょう》がんで腸閉塞になりかけている」と診断され、7月に大腸の右半分を切り取る手術を受けました。このときにリンパ節転移はないものの、腎臓の近くまで癒着があり、ステージ2だったそうです。

術後は、年齢を考えて無理な抗がん剤治療はしないで経過を見ることになりましたが、半年後にはCTで左肺にドーナツのような形の転移がでて、膵臓にも腫瘍がみつかり、ステージ4の状態だと説明されました。

肺は即手術、膵臓は抗がん剤で治療するとのことで、「もし治療しなければ余命半年です」と言われ、途方にくれてしまいましたが、鹿児島にできたオンコロジークリニックの話を思い出し、早速植松先生をお訪ねしました。

あらためてＰＥＴ‐ＣＴの検査を受け、肺転移と膵臓近くのリンパ節転移と思われる強い取り込みを確認し、腫瘍マーカーも上昇傾向が続いているということで、手術はせず、放射線治療をしてみましょう、とのことでした。

夢のような治療がほんとうにあるのかしらと思いつつ、いろいろお話を伺ってお願いすることにしました。数分の照射で疲れもせず、本当に短時間の治療でがんが消えるのかなぁと思いながら、毎日照射に通いました。

友達から、「せっかくだから、抗がん剤も飲んだらなお効果があるらしい」と聞き、先生にお願いして飲むことにしました。別に何事もなかったのですが、３、４クール続けるうちに体調がよくなるどころか、今まで経験のしたことないような具合の悪さ。先生にお話ししましたら、「人それぞれ、本人が希望されるなら薬も出しますが、あまり自分としてはお勧めしません。気休めのような気がします。しばらくやめてみましょう」と言われ、抗がん剤をやめ、しばらくしたら体調もよくなりました。

放射線治療がすべて終わって、ＰＥＴ‐ＣＴを撮ると、以前のカゲが薄くなり、腫瘍マーカーも低下していました。

その後国内や海外まで長期旅行もでき、自分でもこの年まで元気に過ごせる幸せをかみしめております。

最初の放射線治療の後も、定期的に行っているPET‐CT検査で、もともとの大腸がんの近くに新たな転移病巣が見つかり、そこにも放射線治療を行いましたが、数年後にぶり返して、結局手術をしてもらいました。

このように、完全に病気との縁が切れたわけではありませんが、今は3カ月ごとに採血して植松先生にお世話になっております。早期発見が一番だと思って年を重ねています。

すばらしい先生にお会いでき感謝の毎日です。

お友達にも、こんな治療があることを、頭の隅に入れておかれるように話しております。

【植松　注】

この手記を書いてくださったのは、今年の春に卒寿を迎えられる女性です。大腸がんの手術後に肺転移やリンパ節転移、単発の後腹膜転移がでて、手術から1年後に当方を初診されました。

肺転移とリンパ節転移は放射線治療でコントロールでき、7年近く再発していません。後腹膜の転移病巣は放射線治療後に一旦消失したかに見えましたが、3年後に再増大して2回目の放射線治療、さらに1年後に再増大して、3回目の放射線治療を行いました。これは病巣が大腸に接していて、あまり強い照射ができなかったためと思われます。結局3回照射しても制御しきれず、1年後に外科手術をして切除してもらいました。

3回も照射していたので、癒着が起こり、手術が難しくなっているのではないかと心配していたのですが、外科医の話ではそのようなこともなく、接していた大腸にも放射線のダメージがほとんどでていなかったので、小さな手術で済み、負担の軽い形で治まりました。

再発・転移を繰り返していた時期に、後腹膜の病巣に対して、TS-1という抗がん剤の内服を試してもらったこともあったのですが、特に効果はなく、思いのほか副作用を強く感じられたので、短期間で終了しています。

過去7年間を振り返り、患者さんの自覚症状が最も悪かったのは、この抗がん剤の内服をしていた期間で、それ以外の時期は、がんの転移が認められていた時でさえ、とてもお元気でした。

現在も腫瘍マーカーのCEAが多少高めなので、どこかに小さな病巣が隠れているのかもしれませんが、最後の手術から無治療で2年半元気に過ごしていらっしゃいます。「がんの治療は必要最小限！」が鉄則だと考えていますが、この方も典型的な例です。

追記：この手記を書いていただいた1年後に、CEAは多少高めで安定していたのですが、いつもセットで測っていたCA19-9というマーカーが突然上昇しました。6月が25・2、10月が635・8、翌年1月が1038・6でした。PET-CTを撮ると、膵頭部《すいとうぶ》がんの所見があり、すでに肝臓の中の胆管が広がり、黄疸になりかけていました。

以前に大腸がんのリンパ節転移で放射線をあてた部位に近かったので、もう一度照射することにためらいもありましたが、胃カメラで十二指腸の粘膜がきれいであることを確認して、放射線治療を行いました。

特に副作用もでないで治療を終えることができ、ＣＡ19-9も66・8まで低下してきています。今も歩いて通院してこられますが、もう91歳になられましたので、これ以上は積極的ながんの治療はしたくないと思います。

Note
# 06

## 大腸がんの肺転移、標準治療では治りませんでしたが、自分なりのプラス思考で放射線で乗り切りました

H・H

最初に大腸がんと診断されたのは2005年1月、S状結腸の早期がんでした。都内の有名な総合病院で手術を受け、ステージ1とのことで安心して経過観察に通っていましたが、3年後の2008年3月に右肺にひとつ転移があることがわかり、その時、さらに上行結腸にも新たな進行がんが発生していることがわかりました。

最初の大腸がんは早期がん、2つ目のものは進行がんでしたので、肺転移は2つ目のがんからの転移と説明され、4月に2回目の大腸がん手術を受けました。

その後、肺転移への治療ということで、FOLFOXという抗がん剤を3カ月ほど続けましたが、肺転移は小さくならず、腸閉塞などの術後の副作用も度々繰り返すことになり、9月に肺転移を手術、10月には腸閉塞の手術と立て続けになり、2008年の1年間ですっかり身体が弱ってしまいました。

その状態で、とても抗がん剤の治療を続ける気持ちにはなれませんでしたし、主治医からも、薬が効いていなかったためか、治療を休んで体力の回復をするように勧められました。

けれども、1年ほどしてCT検査を受けると、右肺に新たな転移が3カ所でていることがわかりました。その時も手術を勧められましたが、身体が持ちこたえられる自信がなく、とても受ける気持ちにはなれずにいました。

そんなときに、いとこからUMSオンコロジークリニックの話を聞き、本を買って読んで迷うことなく治療をお願いすることにしました。

そして、2010年4月に1週間ほど鹿児島に滞在し、3カ所の肺転移に放射線治療を受けました。この頃には、体力も少しずつ回復して来ており、「がんに負けない」というプラス思考の考え方が戻ってきていました。

ただ、放射線治療後にCTを撮ると、3カ所の肺転移はよくなっていたものの、新たな肺転移がまたひとつ右肺にでていることがわかりました。5カ所目の肺転移になります。やはり、抗がん剤をしないといけないのではないかと勧める人もいましたが、

「以前に抗がん剤をしているのにでてきた転移だから、薬が効くはずがない」という植松先生の言葉と、抗がん剤治療を受けていたときの体調不良を思い出して、２０１１年の１月に２回目の放射線治療を鹿児島で受けました。

その後も、ＣＴやＰＥＴ-ＣＴで経過を見るたびに、新しい転移が見つかるのではないかとヒヤヒヤしていることが多かったですが、８年間新しい転移はでていません。

最近では、すっかり体力も戻り、プラス思考の健康的な生活を送っています。毎年のＰＥＴ-ＣＴの検査も、あまり心配しないで受けられるようになりました。

オンコロジーの皆さんと、オンコロジーのことを教えてくれたいとこには本当に感謝しています。

【植松　注】

この手記を寄せてくださったのは75歳になる女性です。

60代で２度の大腸がんの手術を受けられました。その後、大腸からの再発はありませんが、肺転移を繰り返されオンコロジーでの治療を受けられました。

標準的な抗がん剤治療では肺転移の進行を食い止めることができず、ひとつ目の肺転移は２００８年に外科的に切除しました。しかし、その後も肺転移が多発してきたので、２０１０年に３カ所の肺転移に対して、１回目の放射線治療を受けていただきました。残念ながら、翌年もうひとつ肺転移がでて、２回目の放射線治療を受けていただきました。

その時点で、抗がん剤治療を再開した方がよいだろうという意見も当然あったのですが、「意味がない」、「むしろ有害である」と考えて無治療で経過を診ることにしました。そして、それが正解でした。

以前から繰り返し述べていますが、この方の身体も、抗がん剤で損なわれた免疫力が回復して、病気に立ち向かう力が戻ったのだと思います。

２００８年から２０１１年までに、肺転移は全部で５カ所に出現したのですが、２０１１年の放射線治療後、無治療で８年間、新たな転移はどこにもでていません。「転移病巣には抗がん剤」という一般常識がいかに不適切であるかを示す一例と言えます。

残念ながら、放射線治療後にこのように良好な経過をたどる患者さんの比率は、決して高いとは言えません。しかし、抗がん剤を続けてしまった患者さんたちの中には、このように良好な経過をたどる人はまずいません。

実際に、抗がん剤治療の専門医たちは、転移病巣に対して抗がん剤治療を始める際に、「完治することはありません」と断言しています。

学会が間違った指導をする世の中なので、「抗がん剤をやらなくてもいいよ」と言ってくれるお医者さんはごく少数でしょう。自分の身体は自分で守るしかないと思います。

# Note 07

# 大腸がん術後、腸間膜リンパ節転移からの生還

T・M

私が大腸がんになり手術を受けたのは平成13年5月、もう17年も前のことになります。開腹手術にて、大腸の3分の1を切除する形で治療を受けました。リンパ節転移も認められていたので、術後に5－FUという抗がん剤の治療を2年間にわたって受けていました。

平成16年8月に、胆石に対して、腹腔鏡下で胆のう摘出手術を受けています。その時は特に指摘はされなかったのですが、平成18年4月になって、お腹のリンパ節が腫れていることが分かり、当初は外科的に切除しようということで試験開腹を行ないましたが、リンパ節が腫れている場所が小腸の腸間膜であり、しかもかなり大きなものであったため、外科的な手術をすると小腸をかなり広く切り取らないといけないこと、また、その場所を切除したとしても、別の腸間膜にまたリンパ節が腫れてくる可能性があることなどから、切除ではなく、抗がん剤の治療をということで、約半年間mF

OLFOX6という標準治療を受けました。
けれど、残念ながらリンパ節転移が全く小さくならなかったので、平成18年10月からCPT－11という強い薬と、TS－1という薬を組み合わせる形でさらに8回ほど受けましたが、やはりリンパ節転移は小さくならず、平成19年1月にオンコロジークリニックを受診することになりました。

術後の再発・転移は5センチくらいありましたが、PET－CTでこの1カ所だけしか所見がなかったので、放射線治療をしっかりやってみることになり、2月から約1カ月間の放射線治療を受けました。経過観察のPET－CTを数カ月毎に繰り返したのですが、リンパ節転移がどんどん小さくなっていることを確認し、1年後には、ほぼ消失している状態になりました。

その時からすでに12年経過していますが、新たな転移や再発の兆候は全く認められず、元気に仕事を続けています。術後の再発予防で行った抗がん剤治療も、転移がでてから受けた強い抗がん剤治療も、がんの治療にほとんど役に立っていなかったわけですが、放射線治療でがんと決別でき、本当によかったと思っています。

なお、『明るいがん治療２』（三省堂）の１６０ページに載っているのも私の手記ですが、あの時からすでに10年の時が流れたことを思うと本当に感慨深いです。

植松先生はじめ、オンコロジークリニックのスタッフの皆様には今でも感謝の気持ちでいっぱいです。

【植松　注】

この手記を寄せてくださった方は54歳の男性で、初めてオンコロジーを受診された時は42歳でした。

大腸がんの術後に、腸間膜（お腹の中で胃腸が適切な位置を維持できるように、緩やかに胃腸を固定している膜状の組織）のリンパ節に転移がでて、あらゆる抗がん剤を試しても効果が上がらず、放射線治療でコントロールした方です。２つ目の転移がでることなく12年経過しています。

Note
# 08

## ステージ4の前立腺がんと15年近く付き合っています
## 放射線治療がよく効いてくれたことが
## 一番の支えになったと思います

Y.A

私が前立腺がんと診断されたのは2004年7月、66歳の時でした。腰が痛いので病院を受診したところ、PSAの値が9200、細胞の検査でグリソンスコア4+4=8、骨に転移しているステージ4の前立腺がんということで、ただちにゾラデックスとカソデックスというホルモン療法が開始されました。

1年後にはPSAの値が0・083まで低下しましたが、その後徐々にPSAが上昇してしまい、ホルモン療法の種類を変えたりして経過を見ていましたが、2006年9月にはPSAが2・9、2007年6月には11・5と上昇したため2007年8月から抗がん剤のドセタキセルが始まりました。

4回ほどドセタキセルの治療を受けたのですが、体調が悪くなっていくことを自覚したので別の治療はないかと探し、2008年6月に鹿児島のUMSオンコロジークリニックを受診しました。この時にはPSAの値が20以上にまで上昇していました。

抗がん剤の治療でＰＳＡの値はわずかに低下したこともありましたが、２カ月ほどで再上昇に向かっておりました。

鹿児島のオンコロジーでは、発病当初の、治療を何も行っていない時の骨シンチの写真や、その時のＣＴなどの画像も含めて検討していただき、前立腺がんそのもの及び骨転移の両方に対して放射線治療を行なっていただきました。あまり大きなダメージを感じることもなく治療を終了し、２００８年末にはＰＳＡの値が０・００９まで低下しました。

その後は特に治療を受けることなく、時々採血しながら、自宅で元気に過ごしていましたが、６年後の２０１４年４月にＰＳＡの値が４・83まで上昇してきたので、２０１４年６月に全身の検査としてＰＥＴ－ＣＴを受けました。この時に肺に転移が何カ所かでていることがわかり、ＰＳＡの値も41・７まで上昇していました。

この肺転移が見つかったときも、もともとの前立腺や骨転移はコントロールされたままでした。

再び鹿児島のオンコロジーで肺転移に対しての治療を行い、2015年6月まで1年かけて時々肺転移への治療を繰り返す形になりました。肺転移への放射線治療は10カ所ほど行いましたが、それでもPSAの値が完全に下がりきらない状態で、PET-CTでも治療できていない肺転移がまだ認められている状況でした。しばらくは治療せず様子を見ましたが、結局、薬物療法に戻ることになり、今はイクスタンジという薬を使いながら自宅で元気に過ごしています。

一旦効かなくなったホルモン療法の後に、ドセタキセルという抗がん剤もほとんど効果がなかったのですが、何年間も薬物療法を行っていなかった間に新しい薬が開発され、再び薬物療法が効果を上げてくれて今日に至っています。現在のPSAの値は7・5と聞いております。

このような経過でお薬の治療や放射線治療を組み合わせて、ステージ4の前立腺がんと15年間付き合うことができています。最近ではごく小さな胃がんが見つかったため、内視鏡による治療も間もなく受ける予定になっています。前立腺がんの骨転移の診断がついた時は60代の半ばでしたが、すでに80歳を超えております。

なお、『明るいがん治療２』の１３４ページも私の手記ですが、それからもずいぶん長い時間が経っていることを今回実感しました。

【植松　注】

前立腺がんは前立腺の中にとどまっていることが多いのですが、この方のように骨転移の痛みで病気が見つかることもあります。骨に転移していると、ホルモン療法しかないと判断され、ホルモン療法が無効になると抗がん剤の治療に移行するというのが、いわゆる標準治療です。抗がん剤は一時的に腫瘍マーカーの値を下げてくれることが多いのですが、同時に体力も奪いますので、得をして延命したのか、損をして寿命を縮めたのか、よくわからないことが多いと考えています。

また、骨転移といってもそのパターンは様々であり、いきなり身体中の骨に転移してしまうこともありますが、この方のように、一部の骨だけに転移しているのであれば、しっかり放射線治療を行うことで、それをコントロールしてしまうこともできるのです。

けれども、骨転移に標準治療として行われている「広くうすく少量だけの放射線治療」では、一時的に痛みを軽減することはできても、長期間のコントロールなど望むべくもありません。ですから、私たちは骨転移に対しても、できるだけその骨転移をコントロールできるような、しっかりとした照射を行っています。

結果的に完治には至っていませんが、この方の場合も、そのような標準から外れた方針が奏功して、長期間お元気に過ごしていただくことができたと考えています。なにぶん傘寿のお祝いを済まされた方ですので、今後は無理をしないのが一番の治療だと思います。

Note
# 09

## S字結腸がん術後、肺転移・肝転移からの生還

S・M

私のがん治療は大腸（S字結腸）がんの手術から始まりました。2002年10月で55歳の時でした。まだどこにも転移していないので、手術すれば完治するだろうということで、ためらわずにU病院で手術していただきました。

がんは全部取り切れたということで安心して自宅で過ごしていましたが、半年後の検診で、2003年5月に右肺に1カ所転移が見つかりました。1カ所だけなので、やはり手術で治るだろうということで、呼吸器外科のあるK病院で手術しました。この手術も成功し、がんは取り切れたということで、これでやっと治ったと思っていました。

しかし、約1年後の2004年3月に、今度は肝臓にも転移が見つかり、この時から抗がん剤の治療が始まりました。それなりに副作用もありましたが、がんを治したい一心でしたので、一生懸命に抗がん剤の治療を続けておりました。

ところが、2005年4月に今度は左の肺に新たな転移が見つかり、これも呼吸器外科で切除しました。

そして、1年余りの抗がん剤治療にもかかわらず、肝転移も増大していたので、同年5月に消化器外科で肝臓の部分切除を受けました。

こんどこそ落ち着いてほしいと祈るような気持ちでいたのですが、2007年1月にPET-CTで新たな転移が左肺に見つかり、これは以前に手術した肺転移のすぐ近くということで、呼吸器外科医から、今度は手術ではなくUMSオンコロジークリニックを紹介され、放射線治療を行うことになりました。

植松先生から、「経過から考えて、抗がん剤治療は役に立っていないのでやめた方がいい」と説明され、やめることになりました。それから、全部で3回、3カ所に放射線治療を受けました。2007年3月、2007年12月、2009年1月です。

3カ所とも左肺の上葉の大動脈に近い場所で、いずれも2005年に外科切除した肺転移のすぐ近くでした。同じような部位からばかり転移がでたのは、手術操作とも関係があったのかも知れません。

放射線治療は、外科手術とは比較にならないほど楽な治療でした。けれども、同じような位置を手術し、その後3回も放射線治療をした影響なのか、翌年、左の反回神経麻痺がでて声帯に違和感を覚えました。けれども、その後しゃがれ声も気にならなくなり、日常生活に大きな影響はありませんでした。

そして、なんと、最後の放射線治療から10年以上、がんとの縁が完全に切れているのです。あの当時は、まさかそんな経過になるとは思ってもいませんでしたが、毎回のPET-CTで再発・転移はどこにも見つかっていないのです。

植松先生は、抗がん剤をやめて身体に免疫力が戻ったことと、放射線治療で一度にたくさんのがん細胞を破壊したことがきっかけで、免疫細胞ががんと闘えるようになり、それが治癒に繋がったと説明してくれますが、自分でもそんな気がしています。

現在、73歳になりました。毎日穏やかに過ごすことができています。時々開かれるオンコロジーの同窓会にも楽しく出席させてもらっています。

「外科手術と抗がん剤」から「放射線治療」に切り替えて本当に良かったと思っています。

【植松　注】

この方には、十数年にわたる病気の経過ばかりでなく、私の個人的な見解まで解説していただきましたので、特に追記することはありません。標準治療という言葉に惑わされずに、自分でしっかり考えることが大切です。

## Note 10

# 今も元気ですよ　肺がんステージ４から生還しました

S・T

鹿児島で治療を受けてから12年（当時71歳）になります。今日も元気です。いつもの大阪の病院で検査を受けましたが、がんはどこにも見つかりませんでした。現在の私はマダムランチの会、歌の会観劇、コンサート、映画等、楽しい時間を過ごしています。その日以外は百人一首や季節の花の水墨画を色紙に書いています。

12年前、私は、脳梗塞で半身不随になった頑固な主人の介護を5年半続けていました。終わりを迎えた頃、身も心もぼろぼろでした。そして、肺がんが再発・転移してオンコロジーで治療を受けたのです。

そもそもは、２００４年９月に肺腺がんの診断で左肺の切除を受けました。肺門部にリンパ節転移があり、Ｔ１Ｎ１Ｍ０ ステージ２Ａとのことでした。そのまま治ると思っていましたが、２００６年３月に脳転移（右視床付近）がでてガンマナイフの治療を受けました。その後の経過観察で脳は落ち着いてくれましたが、腫瘍マーカーのCEAが徐々に上昇してきて、2007年9月にPET-CT検査で縦隔のリンパ節に転移が2カ所見つかりました。そこから、オンコロジーのお世話になったのです。

手術、ガンマナイフに続く3回目の治療です。大阪の病院では、がんの場所が悪くて手術もできない。肺がん治療薬のイレッサしかない。最初の入院の時、友人がイレッサで苦しみながら亡くなったのを見ていたので、私はイレッサでは死にたくない。でも命は惜しい。どうしようかと悩んでいる時、植松先生がNHKのテレビに出演なさっているのを見たのです。すぐにインターネットでコンタクトをとりました。

先生は渡米中でしたが、帰国後すぐ連絡があり鹿児島へ行きました。診療の結果は大阪の先生と同じでした。リンパ節がはれている場所が食道に近く、1カ月遅れると命の保証はないとのこと。その時私が先生に言った言葉は「先生、病気を治してください。治るまで大阪へは帰りません」でした。先生の困った顔が今でも目に浮かびます。

治りたい、もう一度人生を楽しみたい……手術の辛さも、ガンマナイフの痛さもないオンコロジーでの治療は50日間、身体ではなく心の闘いでした。

私は、午前中は病院、午後は体力をつけるため鹿児島市内を歩きました。島津斉彬《しまづなりあきら》・久光の銅像がある照国神社《てるくにじんじゃ》のお守りをいただき、どうぞ私を助けて下さいと祈りました。その祈りが通じて、この10年余りがんとは無縁の生活です。植松先生ありがとうございました。まだまだ元気に生きますよ。


【植松　注】

肺がんのステージ4、脳転移ありというと、一般の方はもちろん、がん専門医でも、完治などとても期待できないと考える方が圧倒的に多いと思います。実際、早い遅いの差はあっても、肺がんのために亡くなる方が多いのは事実です。

しかし、この方のように、単発の脳転移が見つかったためにステージ4になった場合、その後の治療によって完治してしまうことがしばしばあります。脳転移を専門にしている脳外科医で、患者さんの経過をきちんと診ている方なら誰でも経験があるでしょう。

オンコロジーでの治療は、食道に接しているリンパ節転移に対してのものでしたので、ピンポイント照射は容易ではありませんでしたが、頑張った甲斐があったと思える経過をたどっていただいています。

# Note 11

## 旅行気分で明るいがん治療

N・K

最初に言いたいのは、私が植松先生にたどり着き命を救われ、2019年7月現在82歳でこんなにも元気で日々過ごせているのは、まさに先生のおっしゃる「セレンディピティ」そのものだということです。

2007年3月当時70歳、成人してこのかた、病気らしい病気は皆無、体調良好、食欲旺盛、現役でバリバリ仕事をこなしていました。年1回の検診で何となくオプションで5000円を払い、CEA検査を受けたところ、標準値5以下の検査数値がなんと30・2とでましたので、早急に総合病院で精密検査を受けるよう診断されました。4月から5月末までかかって、大腸カメラ、甲状腺・頸部超音波、胃カメラ、CT（胸・腹部）、核医学（骨シンチ）、MRI（頭部）、PETと順次全身の精密検査を受けました。

最終的な診断として、第4期に近い第3期へ進行している肺がんで、リンパ節へも多発転移しているとのことで、発生場所も心臓に近く、手術は無理なので抗がん剤＋放射線治療が必要ですと勧められました。

そこで、オンコロジーでのセカンドオピニオンの申し出をしましたところ、よく耳にする、担当医からの嫌がらせや反対など一切なく、部長先生がすんなり承諾して下さり、ＣＴとＰＥＴの画像と紹介状を出してくださいました。

鹿児島には、８月21日から10月６日まで46泊ホテルへ投宿し、日曜祝日を除く34日間治療を受けました。

８時30分までに通院し、まず抗がん剤の点滴、その後、放射線照射のため照射室へ入って、出てくるまではほんの数分、衣類は着たまま、バンドだけはずしてベッドに横たわります。設備の下をベッドが右に左に移動して照射をされているだけで、痛くも痒くもなくあっという間に終了。こんな楽ちんな治療なんて！　待ち時間も含めても10時前後にはもう自由時間で、恐れていた抗がん剤の点滴も先生が量を調節して下さり、何ら副作用もなく食欲旺盛で、３度の食事が楽しく、普通の健康な人の生活そのものでした。

私が声を大にして伝えたいＵＭＳオンコロジークリニックの、他と比べようのない素晴らしい４大ポイントとは、

①　優れた機械の完備（４次元ピンポイント照射が可能な放射線設備）
②　各患者の治療プログラムを判定、確定される優れたディレクター植松医師の存在
③　高い技術力を持った、極めて優れた技師陣の存在
④　患者の気分を和らげる、明るい雰囲気を持った看護師やスタッフの存在

治療待ちの４階フロアがとても明るく、清潔で談話サロンのような様子で気分が良く、楽しくリラックスできたことは、闘病の身にとっては、心理的にプラスの影響大であったと確信しています。

翌年４月、多発リンパ節転移を含めて、当初のＰＥＴ‐ＣＴで認められていた病巣はすべて消失していましたが、残念ながら上頸部のリンパ節へ転移が出現しておりました。これで肺がんのステージは第４期になりましたが、さいわい単発の転移でしたた

ので、1日から26日まで前回同様、楽な治療を受け、以降年2回PET‐CT検査、診察を受けるため鹿児島通いを続けてきました。ラッキーなことに2010年11月の検診の際、腹部《ふくぶ》大動脈瘤《だいどうみゃくりゅう》を見つけていただき命拾いしました。

2012年腰部《ようぶ》脊柱管狭窄症《せきちゅうかんきょうさくしょう》の手術も経験しましたが、ステント挿入ともども、身体にメスが入る手術がどんなに辛いものか、それに引き換え植松先生の治療のなんと楽ちんなことか！

本当にありがとうございます。感謝の気持ちでいっぱいです。

【植松　注】

『明るいがん治療2』の20ページにPET‐CTの画像が載っている患者さんです。写真を載せる紙幅の関係で、あの時は少し端折《はしょ》って紹介したのですが、実は当初ステージ3B、翌年、上頸部のリンパ節転移が出現してステージ4にアップしました。そこもピンポイント照射でコントロールして、その後は12年以上再発・転移を認めていません。

# Note 12

# 左炎症性乳がんから抗がん剤なしで10年

N・O

毎日元気にウォーキングしていた10年前の5月のある日、お風呂から出て体を拭いていると、左乳頭に痛みを感じバスタオルを見ると赤く血がついていていました。ハッと驚き朝になるのを待って、近くの評判の良い乳腺外科を受診しました。

先生から、触診とマンモグラフィーを見てすぐ「『乳がん』と思われる、早速大病院でＭＲＩ造影検査をしましょう」と言われたので、２週間後に予約したところ「炎症性乳がん」と診断され、「左乳房全摘です」と告げられた。

頭は真っ白になりショック……しかし落ち込んではいられないと、病院の帰り本屋に寄ると、ちょうど私の目の高さに、この本を読みなさいとばかりに『明るいがん治療　切らずにピンポイント照射』、『明るいがん治療　身体に優しいピンポイント照射』が２冊並んでいました。

早速買って帰り、その日のうちに２冊読み切り、これしかないと心に決め家族の了解を得て、地元の医師に検査結果の資料をお願いし、放射線治療の件を話したところ「放射線では治らないと思いますよ」と言われましたが、紹介状と資料は出して下さいました。

早速鹿児島の植松先生を訪ねました。先生は資料を見て「CTを撮りましょう」と言われ、CTの後「抗がん剤は使いたくない」と伝えたところ、「抗がん剤なしでできるだけやってみましょう」と仰って下さいました。とても嬉しくなり、その日のうちに治療の予約をして帰りました。

2009年8月〜9月の初めまで治療をしていただきました。

治療については痛みや苦しみもなく、毎日楽しく過ごし鹿児島の街もすっかり地理を覚え、同じ部位を治療している友達もでき、旅行などもしました。

治療後1カ月位してから左乳房が火傷のあとのようにただれ、びっくりして植松先生に症状をおたずねしたところ、清潔にして乾燥することとご指示をいただき、1カ月くらいできれいになり、その後副作用もなく現在健康に過ごしております。

２０１９年９月で10年になりました。

現在も1年に1回ＰＥＴ検査のため鹿児島を訪れております。このように毎日元気に過ごすことができ、とても幸せに思います。

病気に負けない気持ちを持つこと、楽しく暮らすこと、大切だと感じております。素晴らしい治療をしていただいた植松先生をはじめ、スタッフの皆様に感謝でいっぱいです。

抗がん剤の「ハーセプチン」が有効であると診断されましたが、使用せず治療していただきました。

【植松　注】

炎症性乳がんは、手術しか治療法がなかった時代、術後に短期間で再発・転移して予後がとても悪いことで知られていました。近年、薬物療法が進歩して生存率が改善している代表的な疾患ですが、それでも完治は難しいとされています。

炎症性乳がんに抗がん剤を使わないという方針は、医者の立場からはとても推奨できないと私でさえも考えています。けれども、この患者さんは、抗がん剤を使わないと決めて受診されましたので、放射線治療だけを行いました。

さいわい反応は良好で、治療後にはＰＥＴ－ＣＴを繰り返し行っても何の所見も現れず、薬物療法に頼ることなく10年が経過しています。

この方を経験してから、「炎症性乳がんには抗がん剤が必須である」という以前の考えを改めつつあります。

# Note 13

# 乳がん、乳がん、子宮がんの16年間

K・A

私が乳がんと診断されたのは２００３年、48歳の時でした。８月の暑い日で、ジリジリと灼けつくような太陽とセミの鳴き声が今でも思い出されます。

当時私は「健康自慢」を自認しておりましたので〝まさか〟という思いと、父方の祖母と叔母が乳がんでしたので〝やっぱり〟という思いが交錯していました。検診も全然受けておりませんでしたので、気づいた時にはかなり大きくなって、リンパ節にも転移していました。治療は症例数の多い専門病院でと思い、癌研究会付属病院（現：がん研究会有明病院）で受けることに決めました。

がん研の待合室は、いつも座りきれないほどの患者であふれかえっていましたが、大きな不安を抱えた患者に対する医療スタッフの仕事ぶりはさすがで、頭の下がる思いがしました。ここで術前化学療法を提案され、半年間の抗がん剤治療を通院で受けました。

抗がん剤治療を受けている時に読売新聞の〝医療ルネサンス〟で、防衛医大の植松先生の、ピンポイント照射という画期的な治療を初めて知りました。防衛医大でやっているなら、がんの専門病院であるがん研でもやっているはずと思い、抗がん剤治療が終わり、次は全摘手術という話になった時に、放射線のピンポイント治療を受けたい旨伝えました。しかし、答えは「ＮＯ」でした。がん研でこのまま全摘手術を受けることは耐えられないと思い、防衛医大に思い切って転院したのです。

そこで、白衣ではなくブルーのシャツを素敵に着こなした植松先生に初めてお会いしました。あれから15年余り。こんなに長くお世話になるとは思ってもいませんでした。

防衛医大で約1カ月の照射。少し間をおいてピンポイント照射。ここでも入院はせず、すべて通院で治療が受けられたことは有難いことでした。

その後、再発・転移することもなく慶応病院で経過観察をしていたのですが、55歳の時にＰＥＴ検査で子宮がんが見つかり、鹿児島のオンコロジークリニックで治療を受けることになりました。1カ月余りも家を離れて鹿児島へ行くことに不安はありましたが、後遺症がいろいろでるといわれる手術を避けたいという思いで、オンコロジー行きを決めました。

残念ながら、子宮がんはリンパ節転移を繰り返してしまいましたが、その都度オンコロジーで治療を受けました。

その後62歳の時、前回は左側の乳がんだったのですが、今度は右側の乳がんが見つかりました。もう苦笑いしかありませんでしたが、迷う事なくオンコロジーにお世話になりました。治療は順調に終わり、2年余り経った今は無治療で経過観察中です。

16年間を振り返ってみると、私は自分に適した最高の治療に巡り合うことができたと確信しています。多重がんなのに、手術もせず入院もしないで、こうやって普通の暮らしができることに感謝しかありません。

【植松　注】

この患者さんとは、私たちが所沢の防衛医大で働いていた時からのお付き合いで、もう15年になります。最初は左乳がん。防衛医大に来る前に、がん研病院で標準的な抗がん剤治療をしっかり受けておられましたが、その後の全摘手術を避けたくて、2004年6月に防衛医大に来られました。

当初乳がんは8センチほどあり、腋《わき》のリンパ節転移も認められていました。専門的にいうとT3N1M0でステージ3Aの状態になります。手術せずに広くうすくあてる放射線治療と、ピンポイントの放射線治療で15年間再発・転移を認めていません。

防衛医大を辞めた後も慶応病院で私が定期的に経過を診ていたのですが、2010年の春に不正出血の症状がでたので、慶応病院の産婦人科を受診してもらい、子宮頸がんであることがわかりました。リンパ節転移は認められず、ステージ2の状態だと判断されました。

鹿児島で放射線治療することになり、事前にPET-CTを行ってみたところ、転移の所見はありませんでしたが、子宮体部にもくっきりと取り込みが認められ、子宮体がんを併発している可能性が強く示唆されました。そのため、子宮体部にもがんがあるものとして、しっかりとピンポイント照射を行いました。

治療後のPET-CTでは、子宮頸部も体部も所見は消失した状態になりました。子宮についてはその後も９年間落ち着いたまま経過しています。

しかし、２０１２年６月に行ったPET-CTで腹部のリンパ節に転移が見つかりました。当初はPET-CTに写らないほど小さな転移が隠れていて、２年ほどのうちに検査で見つかる大きさに育ってしまったわけです。

骨盤の外にリンパ節転移が広がってしまいましたので、この時点でステージは４Bになります。この腹部リンパ節転移も鹿児島で放射線治療を行って消失させたのですが、同じ年の11月に経過観察で行ったPET-CTで、左の鎖骨の近傍にリンパ節転移が発見されてしまいました。

ここまで転移が広がってしまうと、その後、肺や肝臓、骨などの臓器にまで転移が広がってしまう人が多いのですが、この患者さんの場合は、この鎖骨の近くのリンパ節を放射線で消した後、７年間PET-CTで全身のチェックをしていますが、臓器転移を全く認めていません。もちろん、抗がん剤の治療など一切行っていません。

ただし、この方の場合はさらに後日談があります。

２０１５年1月に行ったＰＥＴ−ＣＴで骨盤の中に新たなリンパ節転移が出現し、そこもピンポイントの放射線治療で消失させました。そしてさらに、２０１７年5月に行ったＰＥＴ−ＣＴでなんと右側に乳がんが指摘されたのです。これはステージ１の状態でした。その時は、あまり長い間家を空けられないという事情があったので、ピンポイントの照射だけを行い右乳がんを消しました。

その後も定期的にＰＥＴ−ＣＴの検査を繰り返していますが、最終の右乳がんの治療から2年半、ＰＥＴ−ＣＴでは何の所見もない状態が続いています。

この方の16年間を振り返って、今日に至るまでの重要なポイントをあげるとすれば、最初の乳がんの際にきちんと抗がん剤治療を受け、メリットとデメリットを実感していたので、それ以降は無駄な抗がん剤治療で身体を傷つけることがなかったこと、また、何年たっても定期的に経過観察を続け、時々ＰＥＴ−ＣＴの検査を受けていたので、新たな病巣が出現した際に、小さいうちに発見できていたことがあると思います。

この患者さんも標準治療に頼っていたら、とても今日の状態には至れなかっただろうと思います。

# Note 14

## 肝臓や背骨に転移あり、ステージ４で発症した乳がんから7年

H・H

２０１２年2月に左胸に痛みを感じて検査を受け、乳がんと診断されました。初発時すでに、肝臓と背骨と首や鎖骨のリンパに転移がありステージ４。HER２タイプ。当時の主治医からは「タキソール３カ月。FEC３カ月。ハーセプチン1年。左胸全摘手術。完治の見込みなし。全摘手術はしないよりはした方がいいだろう」と言われました。

乳がんが発覚した頃、首や鎖骨のリンパや背骨に激しい痛みがありました。抗がん剤治療を受け始めて痛みがかなり和らぎほっとしたのですが、その後、のたうちまわるような気持ち悪さと苦しさに襲われる日々が続きました。

タキソール、毎週12回３カ月の予定が、後半打てない週が続き、打ち終えるのに４カ月かかりました。タキソールを打ち終えた頃の私の体はボロボロで、引き続き抗が

ん剤を受けられる状態ではないと自分で判断して、抗がん剤治療をお断りしました。断るともう診察もできないから別の病院に行くように言われ、必死で抗がん剤を使わず治療してくれる病院を探して、UMSオンコロジークリニックに辿り着きました。

オンコロジーに来てすぐ受けた検査で、私の身体にはPET検査で見えるがんはなくなっていました。画像には見えないがんを徹底的に消すために、がんがあった場所全てに放射線治療をしてもらいました。まず左胸3週間。1カ月ほどお休みをしてまた3週間。今度は左胸と肝臓と背骨に治療を受けました。

肝臓や背骨の照射の時に体調を崩してしまい、休憩をいれながらの治療になったので、2クール目は5週間ほどかかりましたが、体調をみて無理のないスケジュールを組んでもらえたことに今も感謝しています。

治療後まる7年が過ぎ、左胸は照射の後で火傷のあとのような感じになってはいますが、全摘することなく、その後まったく無治療で元気に過ごせています。

あの時、ボロボロの体に更に抗がん剤治療を受けず、放射線治療に切り替えて本当に良かったと思います。

【植松　注】

この患者さんの経過は、ご本人がとても正確に記載してくださっているので、あまり付け加えることはありません。

7年前、34歳の時にステージ4の乳がんを発症され、4カ月かけて12回受けたタキソールとハーセプチンの治療は、副作用がとても強かったようですが効果もかなりありました。

乳がん、特にハーセプチンによく反応するタイプのものは、この方のように画像検査をしても、がんが見えないくらいまで抗がん剤が効果を発揮することがしばしばあります。しかし、画像で見ると治ってしまったかのように思えるのですが、手術をしてみると、がん細胞が残っていることが確認され、術後また経過観察を続けると新たな転移がでてきてしまうことが多いのです。

薬物療法は進歩しているとはいえ、それだけで病気を治せるところまでは到達していません。

この方の場合、もう絶対に抗がん剤は使いたくないという気持ちでしたので、治療前の画像を詳細にチェックして、目に見える病気が存在していたと思われる部位すべてに放射線治療を行いました。肝臓や骨まで照射しましたので、それなりに辛かったようです。

放射線治療後7年間、いわゆるがんの治療は何一つ追加していませんが、再発・転移を認めていません。

# Note 15

## Sさん、鹿児島来てよかったねー

Ｓ・Ｓ

２０１７年６月頃、この数カ月やけに頻尿だなと感じていたところ、血尿がでた。近くの内科で膀胱炎と診断され抗生物質を飲み始めるが、10日後また血尿がでたので、近くの泌尿器科のK先生の診断を受ける。エコー検査で「あ、あるね」とがんが見つかる。昭和大学病院を紹介してもらう。膀胱鏡検査のモニターで、自分の目でがんを確認する。専門病院がいいと思い、がん研有明病院にまた紹介状を書いてもらう。

この頃、自分自身ががんをよく知らないと思い、アマゾンで30冊以上本を買い、読みあさる。

がん研でＴＵＲ手術（内視鏡）をすることになり、いろいろ検査が始まる。すると、ある日担当医から「近くのリンパが腫れているなあ」と言われる。僕は「ガーン」。

９月中旬ＴＵＲ手術。その後、退院する前に娘も呼ばれて、担当医の説明を受ける。予定は10月から２カ月抗がん剤治療。その後、膀胱全摘手術と、そのリンパを切るという。僕が「もし無治療なら？」とたずねると、余命1年とのこと。

10月入院する前日、仕事場の仲間と昼食中、「Sさん、がんは九州じゃないですか」と言われ、徹夜でネット検索。UMSオンコロジークリニックを見つける。何故だか強くこれだと直感する。

次の日、入院する当日朝。がん研有明の全ての予約をキャンセル。

11月に入り、鹿児島でPET検査後、植松先生と会う。パソコンのモニターを見ながら、「結構広がってるねー」。下腹辺りにオレンジに光っているリンパが8〜10くらいあるという。自分には画面全体がオレンジに見えた。

植松先生、「ピンポイントだけでは追いつかないので、全体にも弱くあててみましょう」と。3週間の治療が始まる。


ホテルからUMSに歩いて5分。治療10分。服も脱がないし、痛くも痒くもない。毎日ただただ暇。本屋に入ると、生とか死とかの本ばかり見るし、コートを買いに行っても、今年は来ても来年は着ないかも、と思う。

ある日、近くのすし屋に入り、UMSの話になり、そこのおやじが「あそこなら大丈夫。この間のお客も、がんが消えて喜んで帰って行ったよ」とのこと。そんなラッキーな人もいるんだなあと思う。

11月末、放射線治療経過はすぐにはわからないみたいで、そのまんま東京に戻る。ある日、家族に「９月にリンパ節転移が１個だったのに、２カ月でおなか中に広がっているのは、元気がいいがんかもね」と言われ、なるほどそうとも言えるなあと思う。

２０１８年１月８日鹿児島に入り、運命の１月９日。ＰＥＴ検査してＵＭＳに向かう。呼ばれるのを待つ間、肺、骨、脳、どこに臓器転移してもしょうがないと覚悟して。

そして植松先生、相変わらず軽いノリで、

「Ｓさん、鹿児島来てよかったねー」「ほら、がん全部消えてるよ」と。

その後ろの方で、仲良くなった看護師さんが、音が出ないように拍手してくれてるし。しばらくあぜん。

そして今後のことを相談すると、植松先生、「酒も飲んでいいし、ストレスにならないためにも、あんまり考えず普通に暮らして」とのこと。「４カ月ごとにＰＥＴ検査していきましょう」と言われる。

2018年7月、首のリンパにでたとTELあり。ドキドキして品川で先生と会う。「Sさん、3日間だけ鹿児島に来て」と。

2019年8月胸骨の近くにでる。「1週間目安で鹿児島来て」と。

2019年10月現在、がん研で余命1年と言われてから2年が経ち、ステージ4に近い身だったのに、一度も身体にメスを入れず、抗がん剤もしていないので、がんになる前とほんと何も変わらない生活を送っています。

## ◇がん患者になって思うこと

・標準治療で、担当医が外科医になる問題

がん研で2017年9月にリンパ節転移が見つかった時、なぜ放射線を使おうと考えないのだろうと思いました。1カ所なら消せるかもしれないのに、不思議です。膀胱全摘手術にかかる時間と人工膀胱手術件数は自慢げに話すのに。

大工は家を建ててなんぼ。外科医は切ってなんぼ。

・2年前、最初にがんを見つけてくれたK先生に、セカンドオピニオンで相談した時、「がん治療は自分で決めるんだよ」と。この言葉があったから標準治療から逃れたのかな。

### ◇僕がＵＭＳについて言えること

ＵＭＳのホームページの中の先生のコラムと、「明るい放射線治療をめざして（ＮＨＫがんサポートキャンペーン）」の記事を見て下さい。ここには嘘も誇張もないです。植松先生のことがよくわかります。

【植松　注】

この方が当方を受診されたのはおよそ2年前、２０１７年11月、ごく最近の患者さんです。膀胱がんは、がんの中ではおとなしい経過をたどることが多くて、膀胱鏡という内視鏡で切除するだけで治ってしまう人もいますし、再発を繰り返しても膀胱の内側だけに病気がとどまって、リンパ節や臓器には転移しないですむこともよくあります。

この方も、初めはそのような部類に入るのではないかと期待していらっしゃったようですが、残念ながら、内視鏡手術の後でリンパ節転移が見つかってしまいました。

リンパ節に転移したということは、がんが膀胱の内部にとどまらずに、外部のリンパ管にまで浸潤したということを示しています。その段階でステージ4になりますので、標準治療では、抗がん剤と膀胱全摘出、および周囲のリンパ節切除ということになってしまいます。そんな治療は受けたくないということで鹿児島までおみえになりました。

治療前に全身のPET-CTを撮影してみたところ、骨盤内ばかりでなく、腹部リンパ節や左鎖骨近傍のリンパ節にまで転移が認められ、やはりステージ4であることがわかりました。肺などの臓器への転移は認めませんでした。

まず、3週間ほどかけて、膀胱も含める形で広くリンパ節領域に放射線治療を行い、しばらく身体を休めてから、転移していたリンパ節だけを狙ってピンポイント照射を10カ所ほどに行いました。それによって、これらのリンパ節は消失した状態が続いています。

しかし、2018年7月に左頸部リンパ節1カ所、2019年8月に胸骨に近い左縦隔のリンパ節1カ所に新たな転移が出現し、それらにもピンポイント照射を行って経過を診ています。

今後も新たな転移病巣が出現するかもしれませんが、最初の内視鏡手術の際に骨盤内のリンパ節転移が指摘され、その数カ月後には腹部や鎖骨のリンパ節まで広がっていたことを考えると、抗がん剤なしの放射線治療で、日常生活のレベルを下げずに過ごせているこの2年間の生活は、ご本人にとって満足のいくもののようです。

Note
# 16

## 余命〇〇カ月って誰が決めるの？

K・S

平成29年3月8日、K病院から私に下された診断は、肺小細胞がん、肝臓に2カ所転移、ステージ4で余命4カ月という絶望的な内容でした。

しかし、その命を私は、UMSオンコロジークリニックの植松先生によって救っていただきました。

その年の2月、都内の診療所において人間ドックを受けたところ、2日後にその診療所から電話が入り、すぐ来てほしいとのこと。「まさかっ！」という気持ちを抱きながらその診療所を訪問すると、受付の方、看護師の方の接し方が明らかに動揺している中、診察室に通され、そこには野球のボール大の大きさの影が写った胸のレントゲン写真と、小さな影が2つ写ったエコーの画像がありました。

担当の先生からは「肺にがんがあり、それが肝臓に転移していると思われるので、私が在籍しているK病院にて細かい検査をしましょう。だいぶ進行しているので１日も早く始めましょう」という説明を受けたのです。正直、動揺し焦りました。帰りの電車の中、色々と考えているうちに涙が溢れてきたことを覚えています。

自宅に戻り、まずは情報が欲しいと思いパソコンを開くと、そこには有り余るほどのがん治療に対する情報が載っていました。「……療法」「……治療」と。

しかし、私が知りたかった、同じような病状の方の体験談は載っていませんでした。

そして遂にUMSオンコロジークリニックのHPを見つけ、開いたところ、キーワードである「肺がんステージ４」が入ったお２人の方の体験談を見つけることができました。内容的には、お２人とも、治療を始めて起こりえる副作用などの説明を十分に受け治療に臨んだところ、１回の時間も短く、痛みもなく治療が進み、がんが消えたそうで、その後の定期検診でも再発、転移をしていないというものでした。

この体験談を拝読した後、私は「生きたい！」という気持ちがますます強くなりました。そして植松先生の治療を受けたく、申込書を郵送しました。（現在は医療法の改定で、がん患者さんが前向きになれる貴重な体験談をHP上に載せられないとのこと。残念・残念・残念！）

話を戻しますが、K病院の検査を受け、その結果は前記の通りで、担当医師からは「1日も早く入院して抗がん剤治療を始めましょう」というリコメンドでした。しかし私は「抗がん剤治療は絶対にしない」という強い気持ちを持っていました。

なぜかというと、20年ほど前に、当時の会社の部下が肺がんで抗がん剤治療を受けましたが、1カ月後に見舞いに行ったところ、目はうつろで話すことはしどろもどろになっていたからです。さらにその1カ月後、彼はその病院にはおらず、ホスピスに転院していました。そしてその2カ月後、彼は他界しました。

その時から私は、何もできずにただ身体が衰弱していく抗がん剤治療は絶対に受けないと強く思ったのです。

いまは当時に比べ、身体にやさしい抗がん剤の新薬も開発されているでしょうし、K病院という大病院のリコメンドですので、断るという選択肢はないかと思います。

しかし、最後に自分の命の行方を決めるのは自分自身でありたいと思い、担当の先生には気まずいですが、「セカンドオピニオンで他の医師の考えも聞いてみたい」と告げ、何枚か紹介状を書いていただきました。

そしてJ病院、N病院という大病院を訪ねましたが、答えは同じく「1日も早く抗がん剤治療を始めなさい。これがベストです」というものでした。

そのような中、待ちに待ったUMSオンコロジークリニックから回答書が届きました。ただその内容は、私の身体の状態は非常に悪く、ピンポイント照射でも厳しいというものでした。

ただ、セカンドオピニオンとしてアドバイスはできますとのことでしたので、私は藁をもつかむ思いで鹿児島へ飛びました。

植松先生の診察室に案内されたところ、先生は私の身体のデータを見ながらしばし無言のまま考えられ、そして開口一番「Sさんがその気であれば、私は治療しますよ。ただし完治はしないと思いますよ」という、思いもしなかったことをおっしゃいました。私は即座に「よろしくお願いします」と返事をしました。その時、目頭が熱くなりました。

こうして4月の終わりから、延べ6カ月間の放射線によるピンポイント照射が始まりました。最初の5日間は、少量の抗がん剤投与と放射線照射を併用して行われました。この間、特に身体に変化は感じられませんでした。

第2週目からは放射線照射のみが行われました。平均時間にして15分～30分程度で、痛みや不快感などはありませんでした。

第3週目に入ると喉が焼けるような感覚になり、飲食ができなくなってきました。放射線照射が喉部分にかかっての炎症と思われますが、便秘にもなり体調的にはこの時がいちばん辛かったかと思います。そして、その後は髪の毛が抜け始めましたが、抜け毛は最大で全体の20％程度ですみました。

そのような中、植松先生より電話をいただきました。内容は「肺のがんが半分ぐらいに縮小している」とのこと。嬉しさのあまり、その夜はビールを買い込み一人で祝杯をあげました。

鹿児島での生活はウイークリーマンションを借り、15分～30分程度の放射線治療を受ける以外は時間がありますので、パソコンと電話でできる仕事があれば行い、あとは桜島や種子島の観光、そしてサッカーJリーグの鹿児島ユナイテッドFCの試合を観戦したりと、通常のサラリーマン生活をしていた時には考えられない時間の過ごし方をしていました。

そして9月には肝臓に新たながんが見つかりましたが、同じように放射線照射を行い、ついに10月の終わりには植松先生より「肝臓のがんはきれいになくなり、肺も少し残っている影は処理されて、これは石灰化されたカスだと思われるので今月で治療は終了し、今後は経過観察を行っていきましょう」という診断結果が告げられ、私は奇跡的に自宅へ生還することができました。

今は令和元年10月です。UMSオンコロジークリニックにおける私のがん治療が終了してちょうど2年が経ちました。今月も定期検診のため鹿児島を訪問し検査を受けましたが「がんの再発・転移はなし」という結果でした。結果を受けホッとしておりますが、5年生存率をクリアできるよう身体をケアしていきます。

最後になりましたが、私に奇跡を起こしてくださったUMSオンコロジークリニックの植松先生をはじめ事務スタッフの方々、技術スタッフの方々、そして看護師の方々に深く感謝致します。本当にありがとうございました。

【植松　注】

肺がんの中でも小細胞がんは特殊なタイプになります。細胞分裂の速度が速いので短期間で大きくなり、リンパや血液の流れにのって全身に広がりやすいので、予後が芳しくありません。発見されたときにすでに4期になっていることも珍しくないのですが、たまたま早期で見つかった場合でも完治する確率はとても低く、放射線と抗がん剤がよく効いても5年後の生存率は、よくて20～30％ほどしかありません。ましてや4期の場合、5年生存はほぼ望めないと考えられています。私たちの経験でも長期生存された患者さんのお顔は数名しか思い浮かびません。

この患者さんは当方を受診された2017年4月の時点で、7・5センチほどの大きな原発部位のがん、胸部から鎖骨の周囲までの1センチほどのリンパ節転移、小さな肺内転移ひとつ、肝臓には2カ所、4センチと5センチの転移が認められていました。当初の大学病院で2カ月前に調べたときよりも、明らかに増大し進行していました。

このように、肺の小細胞がんで４期となった場合、抗がん剤治療オンリーで、放射線治療は、脳転移や痛みのある骨転移でもでない限り、まったく出る幕さえないと考えられています。しかし、それで治った人など、世界中探してもまず見つけられないほどゼロに近いわけですから、「正しい治療」「ベストな治療」などまったく確立されてはいないのです。それにもかかわらず、「標準治療」と呼ばれるものが存在していることと自体、むしろ奇妙な話ではないかと私は考えています。

治療とその後の経過は、患者さんご自身が記してくださっています。

少し付け加えると、最初に見つかっていた原発巣、リンパ節転移、肺転移、肝転移は、広くうすくあてる放射線治療と、11カ所におよぶピンポイント照射でコントロールできました。広くあてた治療で、食道の粘膜がダメージを受け、一過性ではありますが、炎症という副作用がでました。

ここまではいずれも想定内、しっかり放射線をあてれば、見えている病巣はいずれも消せるだろうと考えて治療を始めました。ただ、その後に身体の様々な部位に新たな転移病巣が出現してしまう可能性が高いだろうと考えていました。

実際、最初の治療の2カ月後に撮影したＰＥＴ－ＣＴで、当初の病巣はすべて消失していたものの、新たな肝転移がひとつ見つかりました。ひとつだけだったのでピンポイント照射で、これも消しました。

そして、その後も、検査は自費になりましたが、患者さんのご希望で毎月のようにＰＥＴ－ＣＴを繰り返しました。それから2年間、新たな転移がひとつもでてきていません。

患者さんは書いていらっしゃいませんが、鎖骨周囲のリンパ節転移の治療が難しかったので、多めの線量をあてることになり、最近になって右手の筋力低下が進行しています。慢性の放射線の障害なので回復は難しいだろうと思います。

ただ、患者さんは鹿児島での治療経過にたいへん満足してくださっています。

もちろん、これからも油断せずにしっかり経過を診ていきますが、肺の小細胞がんは進行が速いがんなので、悪性リンパ腫などと同様に、最終治療から2年間再発・転移がないと、その後の再発・転移がきわめて少ないことが知られています。

ですから、５年たっていなくてもご紹介する意味があるだろうと考えて、今回の手記をお願いしました。

※これから先も、特筆に値する方々ばかりなのですが、手記が間に合いませんでした。こちらで、臨床経過を紹介させていただきます。

Note

# 17

## 乳がん放置、増大、リンパ節転移、骨転移、そして生還

C・H

この女性は、長くて複雑で驚くような臨床経過をたどっておられます。

6年半前、2013年3月に、ご自分で作成された「現在までの経過」という表を持参して当方を初診されました。その時すでに、乳がん発見から4年以上の経過がありました。

2008年、45歳の時に市の検診で異常が指摘され、同年末に細胞検査で右乳がんの診断がつきました。ステージ1の状態でした。手術を勧められましたが、その後、セカンドオピニオンでいくつかの有名な施設を受診したところ、一人の医師から「君のはがんではない。病気のことは忘れなさい」と言われ、あまりの嬉しさにそれを信じ切って、手術を断ってしまったそうです。それで2年近く様子を見ていたところ、徐々にしこりが大きくなり、結局2011年に、乳房温存手術と放射線治療を受けることになりました。

ステージ2の乳がんで、組織は浸潤性乳管がん、ＨＥＲ2強陽性、ホルモンレセプター弱陽性、当初の診断通りやはり「がん」だったのです。

そして、闘病生活はそれだけでは終わりませんでした。翌２０１２年の末には腋窩《えきか》リンパ節が腫れてきたのです。そのため、２０１３年の3月に当方を受診されました。すぐに全身のＰＥＴ-ＣＴを撮ってみたところ、右の脇にくっきりと2センチほどのリンパ節転移が認められました。ＨＥＲ2強陽性の乳がんですから、進行が速いことも想定されました。２０１１年の術後に他施設で放射線治療も受けていましたが、腋窩リンパ節にはうまくあたっていなかったようです。

ただ、他には所見がなかったので、前の病院の放射線治療で不十分だった部位を補いつつ、ピンポイント照射でリンパ節を消失させました。その時は、これで一息つけると思ったのですが、まだ治ってくれませんでした。

２０１４年7月に撮ったＰＥＴ-ＣＴで、第2腰椎に骨転移が見つかってしまったのです。この時は、いよいよ全身転移が始まったと落ち込み、患者さん自身も、がんが見つかった時点ですぐに治療しなかったことを本当に後悔しておられました。それでも前を向くしかないので、この骨転移に対してはピンポイントの放射線治療だけでなく、ホルモン療法としてタモキシフェンもスタートしました。タモキシフェンで軽い脱毛もあったようですが、結局、薬が身体に合わないということで、3年弱でホルモン療法は終了しました。

その後は、さらに骨転移が広がる可能性を考えて、年に2〜3回PET-CTを繰り返していましたが、なんと、この5年間、身体のどこにも転移が見つかっていません。この2年半は薬剤もなしで、まったくの無治療です。

がんを放置したために、しこりが増大し、リンパ節に転移し、骨にまで転移してしまいましたが、現在は落ち着いています。

最初に放置してから手術までが2年、手術からリンパ節転移までが1年半、さらに骨転移までも1年半です。もともとホルモンレセプターは弱陽性でしたし、もう2年半ホルモン剤は内服していませんので、5年間も再発・転移を認めていないのは注目に値します。

ご自分の力で乳がんと決別している可能性が高いと思います。

がんの中には本当に進行が遅くて、一生涯治療せずに済んでしまうようなものも稀にあります。しかし、最初はおとなしそうに見えていても、途中から遺伝子に変化が起きたのか、増大して進行してしまうものもめずらしくありません。診断技術が進んだので、おとなしいタイプのがんが見つかる頻度は増えていますが、油断は禁物です。

それにしても、本当に、一人ひとりのがんは、皆それぞれであると改めて感じさせてくれる患者さんです。

## C.Hさん現在までの経過表

| | | | |
|---|---|---|---|
| H20.11 | 市の検診 | マンモグラフィーの結果右乳がんの疑いと言われる。K乳腺外科を紹介される。 | |
| H20.12 | K<br>乳腺外科 | 針生検の結果右乳がんと診断される。職場の系列病院のT中央病院を紹介される。 | K医師 |
| H21.1 | T<br>中央病院 | マンモグラフィー結果右乳がんと診断される。マンモトーム検査を勧められK医療センターを紹介される。 | H医師 |
| H21.2 | K医療<br>センタ | マンモトームの結果右乳がんと診断される。T中央病院での手術を勧められる。 | N医師 |
| H21.5 | T<br>中央病院 | 右乳がんの手術について相談していると医師が急に怒り出した。後に看護師と話し医師の勘違いからだった。 | H医師 |
| H21.6 | T大病院 | T中央病院のレントゲンなど資料を持参した。右乳がんと診断される。手術を勧められる。 | O医師 |
| H21.7 | K大病院 | T中央病院のレントゲンなど資料を持参した。乳腺の石灰化は、がんではないと診断される。<br>触ってしこりが触れられる状態になったら再来院を勧められる。 | K医師 |
| H23.5 | K大病院 | 右乳房に痛みがあり、筋のようなものが触れられるようになったので受診した。<br>「タチの悪いものではないが気になるようなら手術を勧めます」S病院を勧められた。 | K医師 |
| H23.7 | S病院 | 右乳がんの手術を受けた。抗がん剤治療、ホルモン治療は勧められなかった。放射線は勧められた。 | M医師 |
| H23.9 | T中央病院 | 放射線治療開始 | |
| H23.10 | | 放射線治療終了 | |
| H23.11 | S病院 | 診察 | M医師 |
| H24.2 | S病院 | 診察 | M医師 |
| H24.3 | K大病院 | 診察 | K医師 |
| H24.7 | S病院 | 診察 | M医師 |
| H24.12 | S病院 | 診察　超音波エコーと触診にて右脇にしこりがある。「しこりは消えることもあるので様子を見ましょう。次回は6月です」<br>私「そんなに期間を空けて大丈夫ですか。」M医師「大丈夫です。悪性かどうか様子を見ましょう」 | M医師 |
| H25.2 | K大学 | 診察　右脇を触診し「置いておいても良い事はないのでM医師の所でとってきなさい」と医師が言った。 | K医師 |
| H25.2 | S病院 | 診察　医師「手術していいんですね。わかりました」私「4月にお願いしたいのですが」医師「はい」 | M医師 |

Note
18

# 脳転移で発症した肺腺がん、放射線治療で完治

R・I

2006年末、52歳の時に小脳転移で発症した右肺腺がんの女性です。

PET-CTの全身チェックで脳転移以外に、原発巣とリンパ節転移が指摘されました。小脳転移は単発で、2007年にガンマナイフの治療を2回ほど受けて、その後、脳転移はコントロールされています。それ以外の治療は、ステージ4なので抗がん剤の治療しかないという判断になり、実際に1年数カ月抗がん剤治療を続けていました。

しかし、副作用に耐えられなくなり中断となりました。

当方を受診されたのは2011年11月なので、2年間ほど無治療であったと思われます。

PET-CTを撮ってみると、無治療の間に原発巣は明らかに増大していましたが、リンパ節には変化がありませんでした。

この経過から、当初はリンパ節転移があると診断されていましたが、本当はリンパ節の炎症で転移ではなかったのだろうと考え、2011年末から2012年の1月に肺がんの原発巣のみにピンポイント照射を行いました。以降、今日まで7年間、身体のどこにも再発・転移を認めていません。患者さんも元気です。

めずらしいことではありますが、このように、脳転移のある肺がんでも、完治することもあります。特に、脳転移が単発の場合には、その頻度は比較的高い印象を持っています。

脳転移がコントロールできている場合には、肺がんの原発巣に対しても、完治の可能性のない薬物療法だけに頼ってしまわずに、しっかりした放射線治療を検討することも重要だと考えています。

Note
19

# 食道がんの多発肺転移、リンパ節転移がすべて消失

Ｋ・Ｉ

食道がんの治療後に、多発肺転移、多発リンパ節転移がでて当方を受診された男性です。この方の臨床経過も特筆に値します。

２０１２年５月、61歳の時に、局所進行食道がん（Ｔ４Ｎ４Ｍ０　ステージ４Ａ）と診断されました。気管への浸潤があったようです。

６月から７月にかけて、福岡県の大学病院で抗がん剤を併用しながら放射線治療を受けました。その結果、原発巣の食道がんは著しく縮小して、食事も十分できるようになったのですが、リンパ節転移はむしろ広がってしまい、途中から肺転移も出現しました。そのため、11月以降、抗がん剤の治療を再度受けていらっしゃいましたが、効果が上がらず、結局、２０１３年５月に当方を受診されました。

抗がん剤はもうこりごりだということで、放射線治療を考えてみることになりまし

た。

まず、ＰＥＴ-ＣＴを撮ってみると、左右の肺に多発転移、リンパ節転移も縦隔から頸部、脇の下へと多発していることがわかりました。転移病巣の数が10カ所以上と多かったので、とても一度にすべての病巣を治療することはできないと考え、6月から7月にかけて、大きなものから6カ所ほどピンポイント照射を行いました。残りの病巣も体調を見ながら、少しずつ追加して照射しようと考えていました。

ところが、２回目の治療のために10月にＰＥＴ-ＣＴを撮ると、治療したところはもちろんですが、治療していないところまで改善傾向が認められました。

免疫力が高まり、自然治癒能力ができたのではないかと考えて、そのまま様子を見たところ、２０１４年の1月にはＰＥＴ-ＣＴですべての病巣が消失していることがわかりました。以来5年半、身体のどこにも再発・転移を認めていません。患者さんもすこぶる元気です。

大勢のがんの患者さんを診ていると、この方のように、抗がん剤から離れて免疫力が向上し、がんが治ってしまう方にたまに出会います。このような経験をすると、人間の身体や生命というものは、本当に奥が深くて、とても人類の科学などでは解明しきれないだろうなという思いが強くなります。

Note

# 20

## 膵《すい》頭《とう》部《ぶ》がん完治

K・I

2013年11月、74歳の女性が当方を初診されました。病名は膵頭部がん。この年の秋口から黄疸が出て調べたところ、膵頭部に28ミリの腫瘍があり、胆汁の流れ道である総胆管を圧迫して、肝臓内の胆管も拡張していることがわかりました。細胞を調べると腺がんで、太い血管に接しているので手術できるかどうかギリギリの状態でした。とりあえず、胆汁の流れを確保するためにステントという管を入れて、黄疸を回避しました。

膵臓がんは、あらゆるがんの中で治る率が最も低いがんです。

この方の場合、肝臓などへの転移はありませんでしたが、血管に到達しているのでステージは3、手術が成功する確率は15%との説明があったようです。膵臓がんは小さく切るということができないので、つねに大手術になりますが、たとえ手術が成功しても、その先再発・転移の可能性は残ります。５年生存率は５％ほどでしょうか。

この方は、手術を選ばず放射線治療を希望して当方を受診されましたが、もちろん放射線治療を行っても完治する方はほとんどいません。

ただ、手術と比べれば格段に身体にやさしい治療になりますので、どうせ治癒率が低いのなら、楽な治療にしようということで、放射線治療を受ける方も少なくはありません。


２０１３年12月から翌年の１月にかけて、通常の放射線治療とピンポイント照射を組み合わせて治療しました。もともと、ＰＥＴ-ＣＴ検査で強く光る病巣でしたので、ピンポイント照射の際にはそれが参考になりました。

そして、治療後の３月にＰＥＴ-ＣＴを撮ると、がんへの集積は著しく低下しており、６月のＰＥＴ-ＣＴでは完全に消失していました。以来５年半になりますが、再発・転移を認めておりません。


後日談として、２０１９年１月のＰＥＴ-ＣＴで右肺がんが出現したので、これもピンポイント照射でコントロールしています。定期的にＰＥＴ－ＣＴ検査を続けていたので、肺がんはステージ１の段階で発見して処置ができました。

当方で治療した膵臓がんで完治した方は、まだこの方おひとりだけですが、完治する人がいるという事実にはたいへん勇気づけられています。

特別対談 02

# 筑紫哲也さんとの思い出

好奇心が自分の中で死んでしまうこと、それが本当の死

筑紫房子さん（妻）ゆうなさん（次女）拓也さん（長男）×植松稔

筑紫哲也さんは２００７年５月に肺小細胞がんが見つかり、東京や大阪の病院で放射線や抗がん剤治療を受けたあと、翌２００８年７月から11月にかけて、ＵＭＳオンコロジークリニックにて植松医師の放射線治療を受けられました。鹿児島にいらっしゃる直前、ネット上で続けられていた「ＮＥＷＳ23」の人気コラム「多事争論」を収録。最後まで、ジャーナリストとして多くのメッセージを伝え続けられました。

## 最初の診断・治療

**植松**　初めて筑紫さんとお話ししたのは、鹿児島に治療に来ていただく３週間ほど前でした。僕の携帯の留守番電話に「今夜何時になってもいいですから、この番号に連絡をもらえるとありがたいです」と伝言をいただいたので、夜遅い時間に折り返して、痛みで困っていることなど、病状についてお聞きしたのを今でも覚えています。そのあと、ご家族も一緒に東京でお目にかかりましたね。

その時はすでに、多発性骨転移があり、ゆうなさんに「先生の治療で今から治りますか？」と聞かれたんです。それで正直に「治すのはちょっと難しいと思います。ただ、痛みを軽くするとか、症状を緩和することはできる可能性が高いと思います」とお伝えしたら、筑紫さんが、「今は痛みで困っているから、痛みを軽くしてもらえたらありがたい」とおっしゃいました。それで、鹿児島に来ていただくことになりました。

筑紫さんが僕の治療を受けながら鹿児島に滞在されたのは、2008年7月7日、七夕の日から、11月に胸水を抜いて、なんとか頑張って東京の病院に移るまでの4カ月くらいでしたね。その間、ホテルや病院から僕のクリニックに通っていただきました。

鹿児島滞在中は、毎月1回PET検査をし、常に一緒に画像を見ながら、気になる症状を確認して治療していました。東京でも6月にPETを受けていらっしゃいましたが、7月にもう一度撮ってみたら、だいぶ病状が進んでいて、やはり、小細胞がんは進行が速いなということを実感しました。そのときは、左脇のリンパ節や膵臓周辺のリンパ節、下腹部のリンパ節の痛みが強いということで、まず、そのあたりの照射から始めました。

そして、8月にPET検査をしてみたら、治療した部分はがんがきれいに消えていたのですが、今度は肝臓に転移がかなり広がっていて、黄疸《おうだん》も出るぐらいでした。当時の入院先の担当医からは、「もう1～2週間しかもたないから放射線治療なんかやめた方がいい」と言われてしまい、別の病院に転院していただきました。

僕としては、わざわざ鹿児島まで来て下さったのに、ここで黄疸で死なせるわけにはいかないと思ったので、とにかく一生懸命肝臓に放射線をあてて治療しました。すると、9月にはまたすっかりきれいになっていて、その後も肝臓は大丈夫でしたね。黄疸もなくなりました。（260ページ～261ページ参照）

**拓也**　奇跡的ですよね。先生のところで放射線をあてたら、がんがピュッと消えてしまいましたからね。

**植松**　小細胞がんだからここまでよく効いたというのもあると思います。

ただ、ちょっと想定外だったのは、僕のところにいらっしゃる前の6月に東京の病院で、骨転移による痛みを和らげるために、ストロンチウムの注射を打っていらっしゃった。そのため、血小板が激減して、3カ月間くらい週に2度ほど輸血しなくてはいけない状態になっていたんです。僕としては、抗がん剤のシスプラチンをほんの少し併用しながら治療したいと思っていたんですけど、筑紫さんの血液がそういう状態だったので、それができなくなってしまった。これはとても残念でしたね。

　もう少しシスプラチンで放射線治療の効果を上げて、筑紫さんにはぜひもう一度お仕事に復帰していただきたいという気持ちがありましたから。お忙しい方なのに、鹿児島に長らく滞在していただいたので、もう少し何かできなかったかと残念な思いはあります。

**房子**　本当にあの時は、藁にもすがる思いだったんです。がんに効くと聞けばなんでもいいからやってみたいと。だから、ストロンチウムも、その時の主治医から直接電話をいただいて説明されたので、それなら飲ませてもいいかなと思ったんです。

**拓也**　骨に転移した後だよね。

**植松**　ストロンチウムというのは多発性骨転移の治療薬なんです。

**拓也**　がんが骨に転移して、父がすごく痛がるようになって、「とにかく痛みを止めたい」というので、主治医に、「治療のオプションとして何がありますか?」とたずねたら、すぐに「ストロンチウム」というのが出てきたんです。だから、父も僕たちも何の疑いもなく受け入れました。それが後の治療に影響するなんて、その時は思いもしませんでした。

## 筑紫哲也さんの治療経過

ピンポイント照射した箇所(↓)が、翌月にはきれいに消えているのがよくわかる。

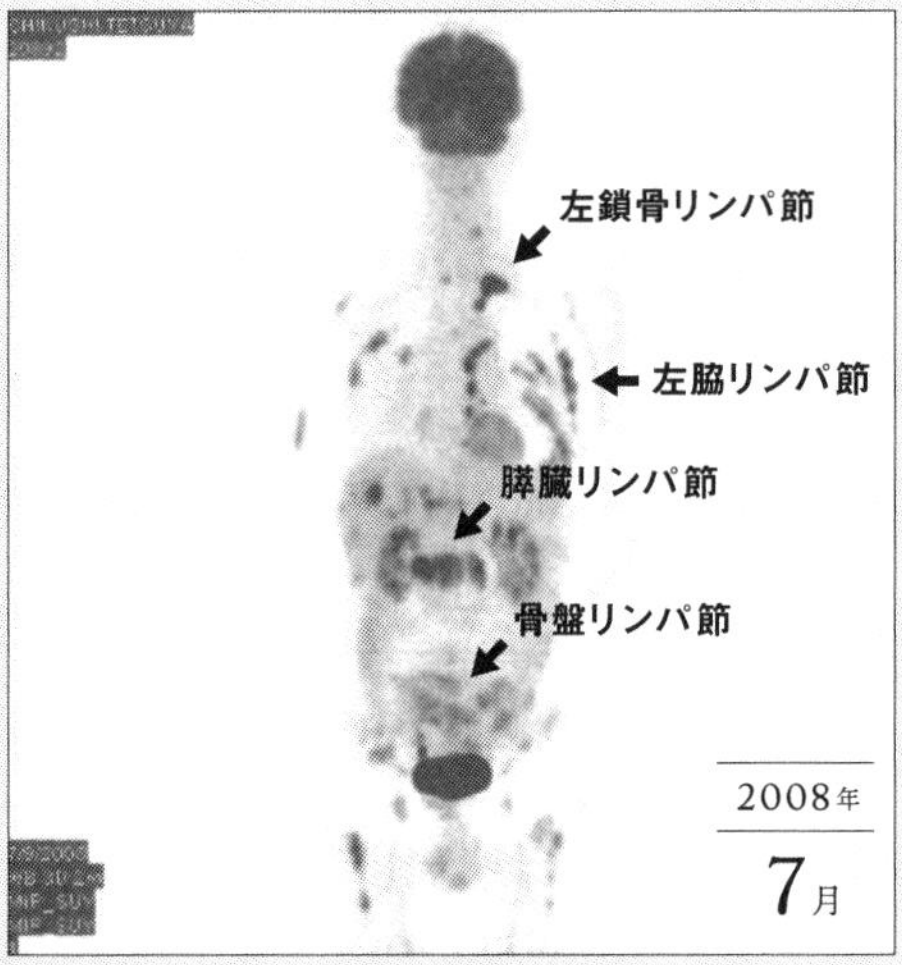


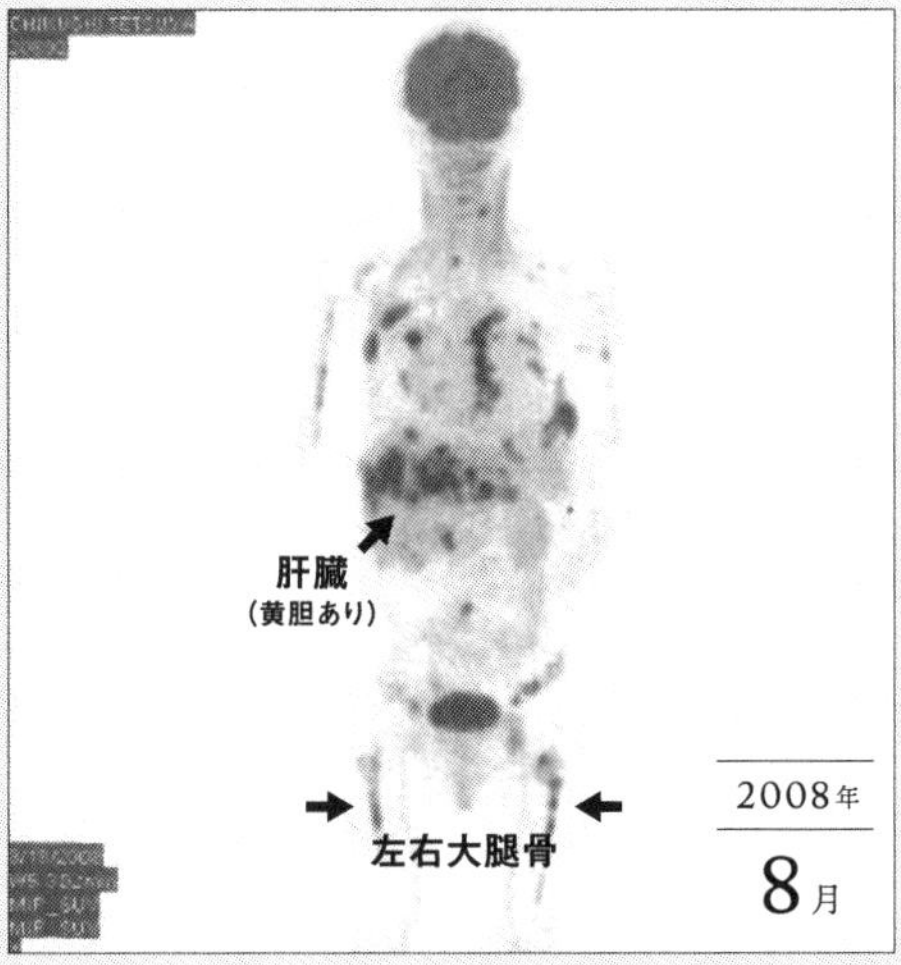

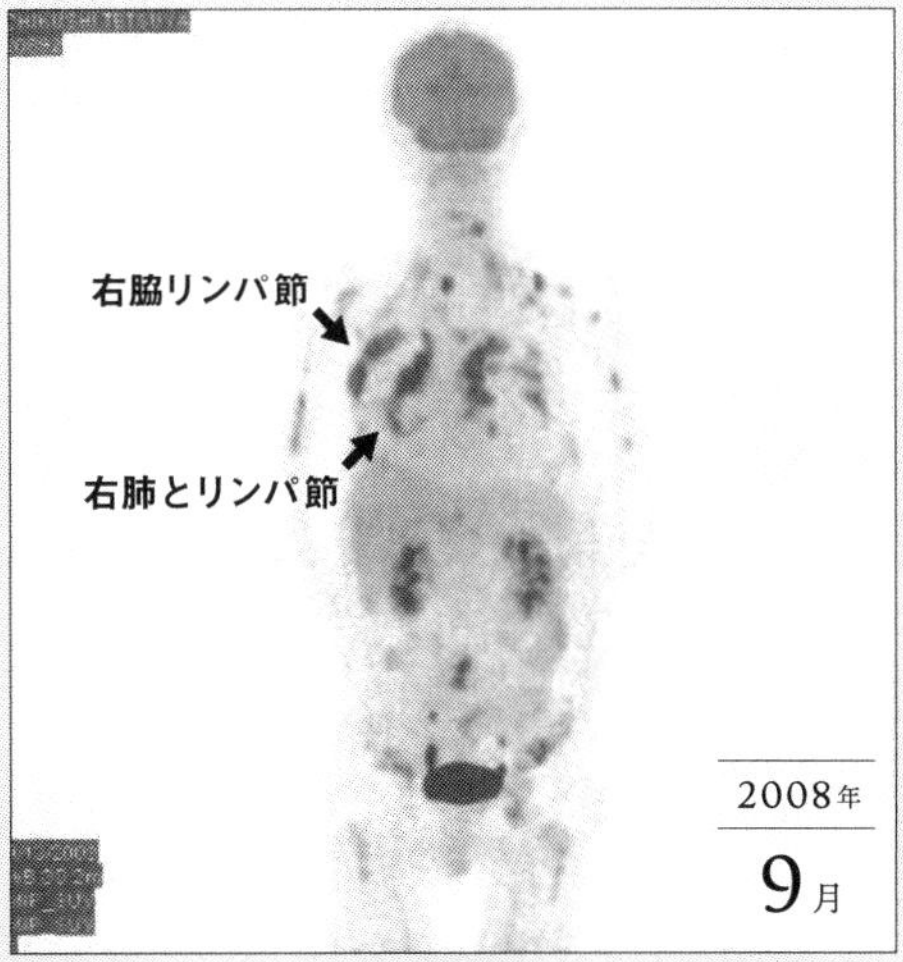
右脇リンパ節
右肺とリンパ節
2008年
9月

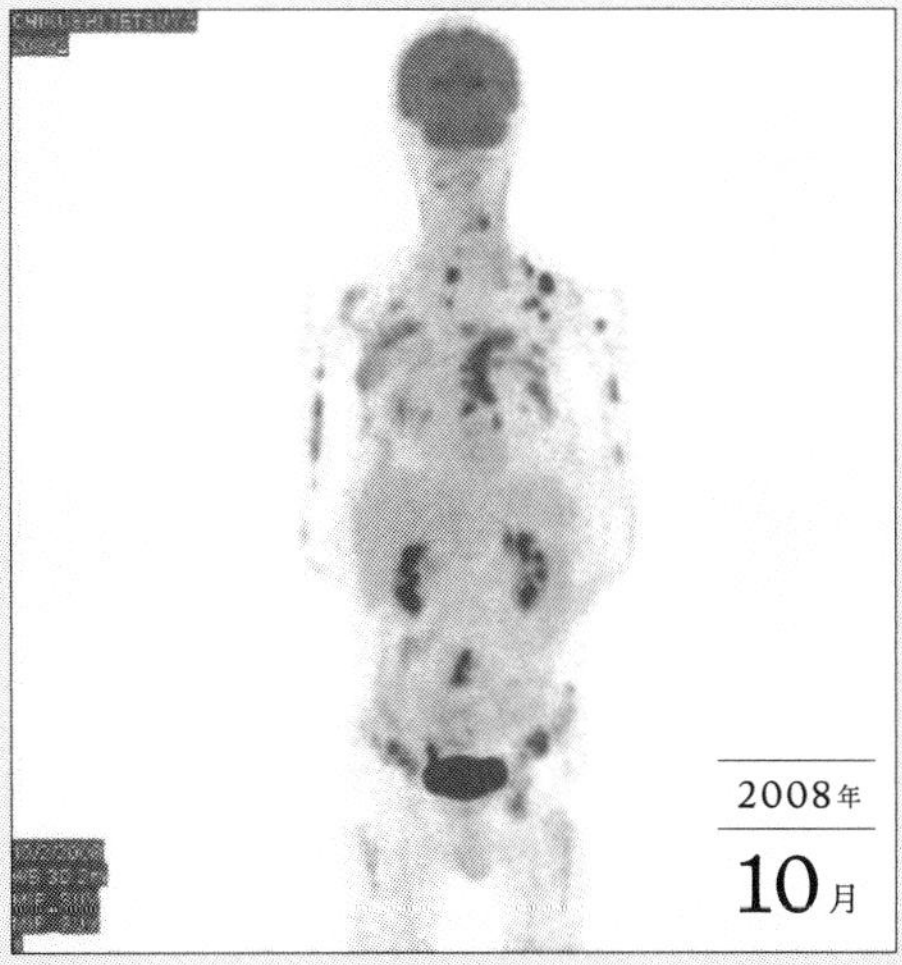
2008年
10月

# 鹿児島へ

**植松**　鹿児島には新幹線でいらっしゃったんですよね。途中で京都に寄って、立命館大学で講義をなさって。

**拓也**　そうです。京都に1泊してから行きました。九州新幹線の車両に、ベッドが設置された多目的室があって、福岡から鹿児島まではそこで横になりながら行きました。これは父にはとても楽だったようです。

それで、鹿児島に着いたら車いすにも乗らず、自力で歩けていたんです。でもやっぱりホテルに入った途端、それまできっと気力で踏ん張っていたと思うんですが、それが一気に抜けてしまったように、部屋から一度も出られなくなってしまいました。初日だけは、「本屋に行きたい」と言うので一緒に本を探しに行きましたが、それ以外は、治療のためにホテルとクリニックを往復しただけで、外へ出てどこかへ遊びに行くということは、いっさいできなくなっていました。

**植松**　徒歩3～4分の距離ですが、それもタクシーを使っていましたね。

**拓也**　そうですね。ちょっと歩くのもしんどくて。「息が切れて呼吸が苦しい」と言っていました。

**房子**　「何でもいいから、とにかく咳を取ってくれ」と言ってたわね。

**拓也**　そうだね。最後は咳が苦しいとなって、骨に行ってからは痛いと言って。がんになってから、あまりいい時期がなかったね。

がんが見つかった最初の頃は、東京の病院で放射線と抗がん剤をガッとやって、それで少しよくなって、動けるようになって働いたりした時期もあったんですけど、そのあとまた大きく転移して、ということの繰り返しでした。

ただ、そんな頃に、他に治療のやりようがないから免疫力を上げようとなって、京都の気功の先生に会って、施術を受けたことがありました。そしたら、そのひと夏だけすごく元気になって、炎天下の中、汗をかきながら一日中京都を歩き回って、最後に中華料理を食べたんです。父が全然苦しがらなくて、もしかしたらこのまま治ってしまうかもと、一瞬思ったこともありましたが、やっぱりそのうち腰にも痛みが出てきて、何かおかしいとなってまた検査をしたら、ドッと転移していました。

## カルボプラチンとシスプラチン

**房子**　最初の病院で撮ってもらったPETにはビックリしたわよね。画像を見て、治療してきれいになりましたといって喜んでいたら、またしばらくして検査すると黒い影が写って、「なんですか、これ」と聞いたら、「がんです」って言うんですもの。

**拓也**　その病院では、抗がん剤が効くと言われて、体力があるうちに抗がん剤と放射線を一気にやったんですけど、そのあとの植松先生のご指摘だと、「そこで使った抗がん剤は少し違ったのでは？」ということでしたよね……。

**植松**　細かく言うと、そこではカルボプラチンという抗がん剤を使っていたんですね。シスプラチンという抗がん剤と放射線治療の組み合わせでは、多くはないけれど、小細胞がん患者の何割かは治る人もいるという研究結果が、20年前ぐらいにでているんです。でも、カルボプラチンと放射線治療の組み合わせでは、治るところまでいったという人の報告がほとんどないと思います。なので、「最初に使った薬がカルボプラチンよりシスプラチンのほうがよかったかもしれません」というお話はしました。

でも、実際その薬を使った先生は、「シスプラチンとカルボプラチンに大した違いはない」と言っていたそうですね。

**拓也**　そう言われましたし、あと、シスプラチンのほうが副作用が少し強めだという説明もありました。そこで父が「いや、強くても効果のありそうなほうでガッンとやってくれ」と言うような性格だったらそちらを自分で選んでいたかもしれないんですが、お医者さんから「高齢で咳もでているし、苦しいだろうから弱いほうからやっていきましょう」と言われて、本人も「うん、そうしよう、そうしよう」となったんです。その時は、強いほうでイチかバチかやってみたいという意気込みはないし、知識も全然ありませんでした。

だから、先生からそういうお話を聞くと、あの時シスプラチンのほうをやっておけばよかったのかなとも思います。その当時は、そこまで調べがつかなかったのと、あと、ぬか喜びしてしまったんです。弱いほうのカルボプラチンでも、〝GOOD PR〟という、〝完全に消えたわけではないけれどほとんど消えました〟というような状態にいけたので、「あれ、これはもしかしたら、このまま回復していくのかな」と。

それで、何とかそこからつなげていこうと、免疫療法やいろいろなことをやってみたんですけど、結局その後のPET検査では、またドッとがんがでて。それで、お医者さんからは「もう、ちょっとやりようがないです」という話になりました。その時、僕たちはその言葉で「ああ、もう無理なのかな……」と察してしまったんですが、父は、僕と同じ説明を聞いても、「治しようがあるだろう。まだやりようがあるだろう」という感じで、結構あっけらかんとしていました。

とにかく「がんがどうというより、痛みをまず治してほしい」という考えがすごく強かったようです。お医者さんに対して「それはできるの？　できないの？」と詰め寄る感じでしたね。だから「もう麻薬みたいなものでコントロールしていくしかありません」と説明されても、「コントロールとかそんなことを言ってないで、とにかく痛みを取ってほしい」というのが先で、「咳を治せ。痛みを治せ」ばかりでした。まずそれをやってくれないと、がんのことなんて考えもしないという感じでしたね。父は、それを患者の声として強く言いたかったようなんですけど、家族は目先の痛みではなくて、がんそのものを治す治療を探していたんです。

## 希林さんとの出会い

**拓也**　父が植松先生の治療を知ったのは、(樹木)希林さんからのご紹介なんです。

２００８年に父が日本記者クラブ賞を受賞したとき、パーティーを開いていただいたんですが、そこに希林さんが来てくださって、「ちょっとお父さんと話させてくれない?」とおっしゃったんです。

そこで僕が、父がこれまでやってきた治療のことをお伝えし、「でも、やっぱり放射線でも何でも、とにかく治療自体がつらいし免疫も落ちるので、どれもやりようがなくて、どうしようもないんです」とお話ししたら、「いや、鹿児島の放射線治療は寝転がるだけでいいのよ」とおっしゃったんです。

それまで、東京や大阪の病院でも、キャストという、照射位置を決めるための固定具で型を取って、がっちり身体を固定されながらピンポイント照射するというのはやりましたが、がんで痛みがでていた父には、それがとても苦痛で……「希林さんはまだ歩けてシャッキリしているから、鹿児島のその治療に耐えられるけど、父にはたぶんそれも耐えられないんじゃないかと思います」と言ったら、希林さんが、「寝転がるだけだからきっと大丈夫よ」って。

それで、その話を父に伝えたら、「じゃあ行ってみるか」と言ったんです。「痛みが取れるのが一番だから」と。

**ゆうな**　これは、希林さんから聞いたのか、ちょっと思い出せないんですけど、内田裕也さんが希林さんに「お前、がんになっても元気に生きてるじゃないか。筑紫さんを助けてやれ」とおっしゃったそうなんです。

**拓也**　父と希林さんはそれまでお会いしたことはなかったんですけど……。

なぜ裕也さんがそう言ってくれたのか、父が言うには、昔、裕也さんと麻雀をしたときに、一度貸しがあったそうなんです。

**ゆうな**　「だからかな」と言っていました（笑）。だって、希林さんと父は全く接点がありませんでしたから。

**拓也**　裕也さんがそんなことを言うのが、たぶん希林さんには珍しかったんじゃないですかね。それに希林さんご自身も、優しくて正義感が強い人だから、知っている人は助けたいというところがあって、それで父に植松先生の治療の話を持ってきてくれたんじゃないでしょうか。

今思えば、あの時希林さんから先生のお話を教えていただけたことは、とてもありがたかったなと思います。

## 「自分らしく人生を楽しむ」

**植松**　治療中は、筑紫さんとはそんなにいろいろお話をしたわけじゃないんですが、たまたま僕が読んだ雑誌で、筑紫さんが原田泰治さんの絵を紹介されていて、ああ、こういう世界のことまで深く理解していらっしゃるんだなと思ったことがあります。
テレビでジャーナリストとかアンカーマンとしてのお姿を拝見していて、僕の中ではそういう、どちらかというと知識や理性を駆使するような脳を主に使っていらっしゃるんだろうと思っていたら、芸術にも精通していらっしゃって驚きました。だから、お子さんたちも、拓也さんはカメラマン、ゆうなさんも切り絵作家という、アートの世界に進んでいらっしゃるんでしょうね。

**拓也**　父は言葉の仕事をしていたので、言葉は辞書みたいにたくさん知っているんですけど、芸術や、音楽の中にも、言葉にできないような素晴らしさがあるということを知っていて、そこにもとても興味を持っていました。理論とか科学だけじゃない、ちょっとオカルトチックなことに対しても理解があって、何に対しても、否定する姿勢を持たないという感じの人でした。そこが父の柔らかさというか。知識で決めつけることをしないで、そういうこともあり得るよね、という考えの持ち主でした。

それに、父はどんなことも楽しめて、興味を持つものに対して、必ず門を開いていました。好きなものや好きなことを見つけると、その世界の頂点の人にどんどん会って話が聞けてしまうんです。そういう父の持つ「人間力」が素晴らしいなと、いつも感じていました。

アンソニー・ホプキンスという年配の俳優さんがいて、彼は人が嫌いでインタビューもだいたい途中で帰ってしまうような人だったんですけど、父と対談したときには、「あんたとだったらもう一度やってもいいよ」と、すごく親しくしてくれたそうなんです。

父はどこかでそういう、人の心を解きほぐす、包容力のようなものを持っていたんだと思います。どんな世界の人にも、全く気負ったところがなく、地位や年齢も関係のない「人間同士」のつながりみたいなものですぐに打ち解けてしまうようなところがありました。そういう意味で、常に自分らしく人生を楽しんでいたんだと思います。

**房子**　最後は「ぼくは最高に楽しい人生を過ごした」と書き残していたものね。

**ゆうな**　父から「人生を目いっぱい楽しんだ」と聞けたのは家族にとってとても救いでした。

## 「治療への不信感、そして信頼へ」

**拓也**　父を連れて家族で初めて先生のところに相談に行ったとき、先生からは、「痛みのコントロールはできるかもしれないけれど、治すのは難しい」というお話でした。僕は「がんを治すための治療」をしてほしいと思っていたので少し残念な思いもあったのですが、父はその頃にはもう、痛みを取ってからでないとがんを治す気力もなくて、そのために何かやれることをと考えていたので、先生の治療で痛みをコントロールできる可能性があるなら「じゃあやってみたい」と言っていました。

父は、治療に関しては、常に前向きではあったんです。途中で「いいよ、がんで死ぬから。もうほっとけ」という感じには全くならなかったです。

**ゆうな**　でも、その時の父は、それまでがんを治すためにいろいろな治療を受けて頑張ってきたのに、ことごとくその成果がでていないから、へそを曲げてしまっていましたね。きっと心が塞がってしまっていたんだと思います。

**拓也**　それまでの治療に対して、「結局なにもできていないじゃないか」「僕がやってほしいことを誰もできないじゃないか」というのが積み重なって、植松先生に対しても「あなたに何かできるの？」という感じで会いにきていましたね。治療の相談をしているのに、「これできるの？　あれできるの？」という感じで。

**植松**　僕はあまりそうは感じませんでしたけどね。

筑紫さんは、鹿児島に来て検査をしたら、血小板の輸血をしなくてはいけないような状態でしたから、身体全体をまとめてよくしてあげるのは難しいということが、初めにわかってしまったんです。だからまずは、一番痛いとおっしゃっていた左脇から治療を始めて、次に痛いとおっしゃっていた膵臓のあたりや骨盤を治療しました。8月には治療したところはよくなっているんですが、今度は別の場所にがんが増えてしまって、そのあとまた別の場所にでてきてしまうという状況でしたね。

医者としては、患者さんに「ああ、よかった」と思ってもらえるような状況を提供したいと、常に思っているんですけど、筑紫さんの場合、僕の中で、「このあたりまではよくしてあげたい」という目標に到達していなかったので、「鹿児島に来てよかったでしょう。この治療を受けてよかったでしょう」なんていう気持ちにはなれませんでした。とにかく、申し訳ないなという気分でいることが多かったです。

でも、普通は黄疸が出てしまったら、1〜2週間持つか持たないかという感じなんですが、肝転移をほぼ消して、黄疸もなくして、それが最後まででなかったので、それはよかったなと思います。

**ゆうな**　父も、先生の治療の技術や、それによって痛みがなくなっていくのを実感して、だんだん、先生を信頼し始めたという感じはありました。

**拓也**　治療自体が過酷でも苦痛でもないということが、まずとてもよかったんだと思います。あとは、免疫が落ちて血小板が下がったり、白血球の問題などいろいろあったんですが、それも、輸血をしてもらったら、その日だけ急に顔が赤くなって元気になって、やっぱり輸血っていいんだ、と思えたみたいです。

父のそんな様子を見ていたら、タイミングというか……最初にがんが見つかったときに植松先生に会っていたらと思ってしまいますよね。たぶんその後の父の状態も違っていたかもしれないと思うんです。

**房子**　そうね……だから私も3年前に乳がんが見つかったときは、迷わず先生のところへ行って治療を受けたんです。おかげさまで今も元気にこうして過ごせています。知り合いの外科医たちからは、そんなバカな治療はやめろとさんざん言われましたけれど。娘たちも「私もがんになったら、真っ先に先生のところに行く」と言っていますよ。

## 「頭はクリアに」

**植松**　筑紫さんは、痛みを取るための麻薬系の薬で、ボーっとしてしまう時期もあったんですが、そこから覚めると、自分の頭をクリアにしておきたいという気持ちをかなり強く持っていらっしゃいましたね。

PETの写真では小さくてわからなかったけど、脳に転移したことがありました。そのときに、「小細胞がんというのは脳のいろいろな場所にでてきてしまうことが多いから、頭全体にあてる放射線治療が一応標準的なんです」というお話をしたら、「それをやるとボケる可能性もありますよね？　そんなのは絶対にやりたくない」とおっしゃったんです。だから、脳転移をピンポイントだけで治療したのもよく覚えています。

**ゆうな**　脳にどんなふうに放射線をあてるのかとか、どの程度のダメージがあるのかなど、いろいろ箇条書きにして植松先生に渡していました。脳のことは特にちゃんと知りたいから、「この質問に答えてください」と全部紙に書いて。それで、植松先生から答えをいただいたと思います。

## 胸水を抜いて東京へ

**植松**　8月の後半に移っていただいた内科の病院では、夕日に染まる桜島がきれいに見える部屋に入院されましたね。

僕はその頃、アメリカの放射線治療の学会に論文を発表しに行ったんです。「肺がんはピンポイント照射で手術と同じぐらいよく治る」という、僕らが世界で最初に実現した治療についての長期観察データを発表したことを、筑紫さんにお話ししたら、「それはおもしろそうですね。ぜひ聞きたい」とおっしゃってくださったので、コンピュータを用意して、病院の部屋にお伺いして、学会で発表した内容をそのままお話ししたのを今でも覚えています。

**拓也**　そこの病院では、免疫力を高める成分を含んだ、体を温めるシートがあって、がんになった人に効くかもしれないからと、それにトライさせてくれたりしました。ただただ薬漬けにするというのではなくて、「こういうのやってみます？」という感じでいろいろ提案してくれる病院でした。

**植松**　でもそのあと、肺の周りに水がどんどん溜まってしまいましたね……。放射線をどう頑張っても、それはどうにもなりませんでした。内科で処置するのはちょっとリスクがあるということで、別の病院で胸水を抜いてもらいましたね。呼吸が少し楽になったところで、このタイミングを逃すと、たぶん最後まで鹿児島に残ることになってしまうから、それならここで東京に帰りましょう、ということになりました。

**拓也**　はい。それで父は、僕たち家族とともに東京へ戻りました。

でも実は、僕はそのときまで、まだ鹿児島に残って植松先生の放射線治療を続けられないか、まだ何かやりようがないかと、気持ちが吹っ切れていなかったんです。先生の治療がすごく効いているように見えたから、もっといけるんじゃないかと思っていて、父に、まだまだ闘ってほしいという気持ちでいたんです。このままなんとかいい方向に向かうよう、父の手を引っ張りながら、「一緒に頑張ろう」という思いでした。

でも体力や免疫力には限界を感じ始めてもいたので、母や姉たちは、「もうこれ以上頑張らなくていいんじゃない？」という判断をどこかで父にしてあげなくてはと思っていたようです。父も母に「ちょっともうしんどいから最後は東京に帰りたいな」と言っていたようで、夫婦の間でそういう決断があるのなら、それじゃあもう仕方がない、とあきらめました。

黄疸を消しても、その後に、がんが別の場所にびっしり写っているPETの画像を見たら、さすがに僕も「もう無理かもしれない」と。

それで東京に帰ったら、3～4日目ぐらいで危篤状態になってしまいました。

**房子**　だからギリギリだったわね、あのタイミングが。

**拓也**　そうだったね。父は大分県生まれだし、新婚旅行も宮崎から鹿児島を巡ったから、最後に九州に行けたというのは、何か運命を感じるよね。

**房子**　それで、今度はそこから、朝日新聞のあった築地の病院に戻ったから、パパの思い出の場所を全部回って、さよならできたわね。

**拓也**　なんだか感慨深いよね。

## 「好奇心が自分の中で死んでしまうこと、それが本当の死」

**拓也**　父が病院で最初に「肺小細胞がん」と診断されたとき、パソコンでいろいろ調べたんです。そしたらネガティブな情報しか拾えなくて……。「もう本当にダメなんだ……」と思ったら、父に最後に何か仕事をしてほしいなとか、やりたいことをやれたらいいなと息子として思ったんです。それで、父にそう伝えたら、「急にやりたいことをやれとか言うな」とすごく怒られました。「急に言われてもそんなのあるわけないだろ！」と。

きっとそれは、死を突きつけられたみたいで、父も嫌だったんだろうなと、今となっては思います。

**植松**　筑紫さんは、もうやりたいことをやれていたんじゃないですかね。

**拓也**　そうなんです。何かをやりたいじゃなくて、今までやってきたことをやれなくなることのほうが嫌だったんだと思います。父の中には「やりたいことを続けられないから何か別のことをやる」という選択肢はなかったんです。だから、音楽を聴きに行ったり、そういう、自分の好きなことを一生懸命続けようとしていました。好奇心が自分の中で死んでしまうとそれは本当の死だから、と思っていたみたいです。

がんのことは横に置いておいて、自分の好奇心がまだ生きているうちは、そこをめいっぱい楽しもうというスタンスでした。僕としては、「まだやったことのないことに残された時間を使おうよ」という感じだったんですけど、「そんなものはない」と言って、逆に「俺はもう死ぬのか？」と勘繰られてしまいました。

父は人生を、もっとコンティニュアス（継続的）というか、終わりが来るからその前に何かやりたいことをやるなんて違う、という感覚で生きているところがありました。がんというのは、一瞬でも死を突きつけられるから、「死ぬ前に何かやり残したことを」と思いがちですが、父の場合はそれは、何か特別なことをするのではなく、どこかもっとミニマムな、「人生は死ぬまで生きるんだ」というシンプルなものだったんだと思います。だから、急に「死ぬからもっと楽しんで」と言われると、「そういうことじゃない」と言いたかったんでしょうね。父の中ではとにかく、「人生は死ぬまでただ今を生きることなんだよ」ということだったんだと思います。

## 柔軟な生き方

**拓也**　父には物に対する欲というものが全くありませんでした。僕が5年生くらいの時に、父が建築家と一緒にデザインした、とても面白くて素敵な家を建てたんです。ところが、そこに2～3年住んだ頃、急にニューヨークに行くと言い始めて、家族みんなで移ったんですが、そこのアパートがボロボロで……。子ども心に、なんだこの生活の変わりようは、とがっかりしてしまうくらい。絨毯はシミだらけで汚いし、部屋全体がなんとなく汚れていて……そこに家族でポンと入っていったんです。家族はみんな不満だらけで文句ばかり言っていました。ところが、父だけはそういう環境も楽しめてしまうんです。全く気にしていない様子でした。

自分でデザインした新築の家での暮らしをパッと捨てて、そういう生活も受け入れてしまう。しかも、そんな状況がいつまで続くかわからなくても平気でやっていけてしまうんです。考え方や生き方が柔軟というか、どこにいっても「楽しもうよ」というスタンスでした。どんなことからも逃げないで、与えられたものや環境で人生を楽しもうという人でした。

父は、すごく豊かで輝かしくて楽しい人生を歩んでいたように見えますが、決して贅沢をしたり、欲を持ったりすることはなく、「与えられた場所で、ありのままの自分で生きていられさえすればいいんだよ」ということの大切さを、ずっと忘れずに生きていたんだと思います。

## 最後の幸せな４カ月

**房子**　いま振り返ると、鹿児島でみんなで過ごした最後のあの4カ月は、家族にとって最高の時間でした。本当によかったなと思います。

あれから私もふと考えるんですけど、がんで死ぬというのも悪くないなと思います。告知されてから、ある程度の時間があるでしょう？　それは、私たち家族にとっても、心の準備をする時間を与えてもらえるんです。本人はたぶん、亡くなるとは思っていなかったと思うんですけど、周りの人間はやはり、顔色を見ていれば、もう間もなくかもとわかるんです。だから、病院のそばにアパートを借りて、家族で住もうと決めたんです。あの時間は、みんなが気持ちをひとつにして、パパのことを一番に考えて、ずっとそばにいられたわね。本当にこの人は幸せな人だなと思えるぐらい。あの4カ月は本当に楽しい時間でした。

食事も、病人なのにあれもこれも食べたいと言ってね。本当によく食べる人だったから、病室ですき焼きをしたり、いろんなことをしました。ちょうど秋だからお鍋がいいというので、京都に梁山泊《りょうざんぱく》というお料理屋さんがあるんですけど、そこの鴨鍋をしたこともありました。

本当に「ああ、あんなふうに送ってあげられたことが最高だったな」と今でも思います。夫は本当に幸せだったなって。普段は忙しくてなかなか子どもたちと過ごせなかったけど、夫もあの4カ月で初めて、自分が〝父親なんだ〟と実感したでしょうし、子どもたちも〝父親の存在〟というのをみんながはっきり感じたと思います。幸せな時間でした。

あんな時間を過ごせたのも、先生の治療に出会えたおかげだと思います。

筑紫と結婚して……恋愛していた頃も入れると50年近く一緒に過ごしました。

結婚生活の中では私にも本当に自由にさせてくれました。どこに行くと言っても、「行くな」と言われたことはないし、何でも楽しめばいいじゃないという感じで。その代わり、自分も自由にやらせてもらうよと。お互いそういうかたちで、あまりぶつかることもなく暮らしてきました。

だから、最後は彼に「この人生楽しかった？」とか、「子どもたちのことどう思ってた？」とか、いろんなことを聞きたかったんです。だけど、何も言えないものですね。だって、そんなことを聞くと「それは僕が死ぬということ？」と思われてしまうから。本当に何も聞けませんでした。「子どもたちといられて幸せだった？」とか、「私と一緒に長い間過ごして幸せだった？」とか、そういうことを聞きたくても、何もね。そうしたら、ふと読んだ雑誌に、ある作家さんが私と同じように、夫に大事なことを何も聞けなかった、という話がでていて、「ああ、みんな、もう間もなく死んでしまうという人には、大切なことは聞けないものなんだな」と思ったんです。

だから結局夫には最後まで、「鹿児島に来て、痛いところを先生に取ってもらって、みんなでこうやって毎日楽しくご飯食べて、よかったね」と、その時の思いを伝えるだけでした。

でも今は、夫と最後の時間を、あんなふうに穏やかに家族みんなで過ごせたことに感謝しています。

**植松**　鹿児島では、桜島をバックにご家族と写真も撮ったり、水入らずの時間を過ごされていましたよね。あれはとてもよかったなと思います。

あと、これは筑紫さんがおっしゃっていたんですが、希林さんが鹿児島の病院にお見舞いに来てくれた時、お経を唱えてくれて、それがすごくよかったと。「やっぱりああいうことをしてもらうといいですね」とおっしゃっていました。

**房子**　身体をさすりながらやってくださいましたね。

**植松**　東京の病院に、最後に希林さんと一緒にお見舞いに行った時も、希林さんが一生懸命手をさすっていらっしゃったのを覚えています。

**拓也**　希林さんはたぶん初めは、裕也さんから頼まれた使命感で、父をなんとか助けようとしてくれていたんだと思うんです。

でも途中から、父という人間をとても好きになってくださって、父も希林さんに対して同じような感情を持ち、お互いに好感を持っていた感じでしたね。

あとがきにかえて

# あなたらしく生きるためのがん治療

「あなたらしく生きるためのがん治療」、これは本書の企画と編集を担当してくださった方丈社の光永潤子さんが、ご自身で考えてくださった本書のタイトルです。本のタイトルとしては、ややインパクトが弱いということで、社内会議で却下されたと言っていました。でも、私は気に入っていたので、あとがきのタイトルに使わせてもらいました。

彼女はステージ2の乳がんを患っていました。初めに診療を受けた都内の有名な病院の乳腺外科医に、「鹿児島に行くととんでもない目にあうからやめなさい」と言われたそうです。でも、彼女は鹿児島で私たちの放射線治療を受けました。それからまもなく7年。私たちの治療を、「世の人たちにとっての選択肢の一つにしたい」という気持ちから出版を勧めてくれました。

近年、医療法が改定され、クリニックのホームページに、患者さんの声や、これまでの治療成績を載せることができなくなりました。それらを伝える必要性を感じていたので、本書の出版の話をありがたく受け、お世話になりました。それにしても、なぜ重要な情報を手軽な方法で伝えてはいけないのか、法改定の意味がいまだによくわかりません。

私たちは自らの治療経験にもとづいて、標準治療と呼ばれるガイドラインのことはあまり気にかけずに、がん治療を行っています。いま振り返ってみると、20年くらい前までは、様々ながん治療の教科書に執筆の依頼をされることがよくありました。また、厚生労働省の国家試験の問題作成委員として、何年も続けて霞が関に呼ばれて問題を作っていたこともありました。多分、当時は私たちのがん治療も標準的だったのでしょう。

しかし、その後も自分たちが正しいと考える方向で治療を続けていたところ、いつの間にか、私たちの治療方針は、現在の標準治療と大きくズレてしまったようです。

今日まで、ことさら標準治療から遠ざかろうとしたことはありませんし、逆に近づこうと努力したこともありません。大勢の患者さんを治療するなかで、有益であったと認識できたことは継続し、見直す余地のあることは見直してきました。これからも私たちの目の前で実際に起きた事実をありのままに受け入れ、次からの判断材料として自分たちの進む方向を決めていきたいと考えています。

私たちは、抗がん剤治療を全否定しているわけではありません。しかし、昔のように重要視もしていません。マイナス面をたくさん見てきたからです。不必要な使われ方が多過ぎると思います。外科手術もできれば避けたいと考えています。

また、放射線治療についても、以前から粒子線治療には疑問を持っていました。それはいまも変わりません。

近年の米国の主流で、日本でも多くが「右にならえ」の強度変調放射線治療（ＩＭＲＴ）という手法にも、まったく魅力を感じたことがないので、同調せずに独自に開発したピンポイント照射を進歩させる努力を続けています。

そのような、標準から外れた治療を選んでくださった患者さんの経験や声、その実例をお伝えすることが本書の大きな目的です。

「オンコロ的奇跡の連鎖」でご紹介した患者さんの例など、私自身も、初めからきっとうまくいくだろうなどと考えて治療をしていたわけではありません。ただ、標準治療では良い結果につながっていない人、あるいは、過去の経験から標準治療を望まない人たちを治療するうちに、結果としてこのようになった、という事実があるだけです。

そのような成功事例を提示したときに、「そんな患者が何人いるんだ？　例外に過ぎないだろう」と言われることがよくあります。もちろん、がんが臓器転移してから完治する方が大勢いるはずはありません。神にも望めないようなことを、たかが私たちに期待されても困ります。例外と言われれば、まさしくそのとおりだと思います。

けれども、抗がん剤という標準治療を続けていて、そのような例外にたどりつける患者さんは、いったい世の中にどれほど存在しているのでしょうか。臓器転移のある患者さんを前にすると、抗がん剤の専門家たちは「あなたの病気は治りません。延命を目指しましょう」といった言葉から治療を始めるのが通例だそうです。

医療の世界が、ガイドラインに縛られるようになったのは、比較的最近のことです。ちょうど、新自由主義経済が世界を席巻してしまったタイミングと、妙に通じていると以前から感じていました。大きな資本が社会全体に新しい流れを作り、次第に既成事実を作っていき、産業構造が生まれる。個々の医師の判断や裁量の入り込む余地が狭まり、気がつくとみんなが支配されている、そんな構造が20世紀の末から広がってしまったような気がしています。

世界中の人々が心の底から忌み嫌っているのに、戦争がなくならないのも、原発がなくならないのも、それを産業にしてしまった、恥知らずで愚かな人がいるからです。

そして、その世界に巻き込まれてしまったほとんどの人たちは、日々のささやかな生活を維持するために、本当は望んでもいない産業構造に引きずり込まれ、そこから抜け出すこともできず、結果として一握りの人たちの巨大な利権を守る駒にされてしまっています。こういう悲しい現実を、仕方がないし変えられないと受け入れてしまうのか、選挙とデモしか手段はなくても、自分たちでできる精一杯で抗うのか、私は後者の方が潔いと思うので、そうしたいと思っています。

本当に頑張ってくれているると感じているので、2019年の春から山本太郎さんを応援しています。偶然でしたが、本書の企画の話を始めた日、品川駅前で「れいわ新選組」の街頭演説に出会いました。議員になられた方々ばかりでなく、安冨歩さんや大西つねきさんなど、魅力的で優秀な方々の参画も嬉しいです。できれば、2015年に国会議事堂前で活躍していたＳＥＡＬＤｓのメンバーにも合流してほしいと思います。あの時も、山本太郎さんは参議院の中で必死に抗っていました。

ＳＥＡＬＤｓの奥田愛基《あき》さんの国会でのスピーチにも心を打たれました。私もタイミングが合えば週末の議事堂前に足を運びました。あの夏の出来事も過去ではなく、これからの課題です。

本書では、あえて医学と無関係な、社会に対しての私の個人的な意見も記してみました。違和感や驚きを持った方もいたかもしれません。けれどもそれは、私たちが実行しているがん治療を、標準治療から外れた道を、自らの意思で選ぼうとする患者さんたちにとって、私という人間が何を考えているのか、それなりに知っていていただいたほうが良いのではないか、と考えたからです。変な奴だ、自分には合わないと思ったら近づかないという選択肢も選べるわけですから。

# 閑話休題

私も還暦をとうに過ぎてしまいました。鹿児島の医療機器もすでに13年使っています。いつまで私たちがこの治療を続けられるのか、これからも多少なりとも発展させていくことができるのか、そんなことを考える場面が少しずつ増えてきました。

残念ながら、まだ一人も出てきていないのですが、私たちと同じような道を歩みたい、と真剣に考えて志してくれる医療従事者が、今後、一人でも出てきてくれるのであれば、「明るいがん治療の25年間」にも揺るがぬ意味があったのだろう、などと思いつつ筆をおきます。

治療を受けてくださった全ての方々、一緒に働いてくださっている全ての方々に感謝を込めて。

令和元年12月

植松　稔

# 植松 稔

うえまつ みのる


1956年生まれ。医学博士。がん放射線治療医。防衛医科大学放射線科講師、慶応大学放射線科専任講師、トロント大学放射線医学科客員教授、ハーバード大学放射線腫瘍科客員教授などを歴任。現在はUMSオンコロジークリニック院長。患者の心と身体の負担が少ない、より楽ながん治療を追究し2006年からは世界初の4次元ピンポイント照射(がんを追跡照射)を開始。安全で確実にがんを狙い撃ちにする治療法で、肺がん、乳がん、前立腺がん、肝がんなど、数多くのがんを病期によらず「切らずに治し」、「がんなら手術」という常識に意識改革をもたらしている。著書に『明るいがん治療1～3』(三省堂)、『抗がん剤治療のうそ』(ワニブックス)がある。

世界初　からだに優しい　高精度がん治療
ピンポイント照射25年間の軌跡

2020年2月11日　第1版第1刷発行

著　者　植松稔
装　丁　八田さつき
ＤＴＰ　山口良二
校　正　玄冬書林

発行人　宮下研一
発行所　株式会社方丈社
〒101-0051
東京都千代田区神田神保町1-32 星野ビル２階
tel.03-3518-2272／fax.03-3518-2273
ホームページ http://hojosha.co.jp

印刷所　中央精版印刷株式会社


ISBN 978-4-908925-61-0

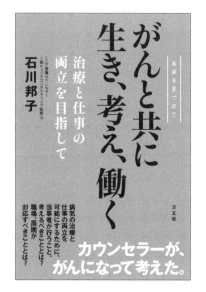